心率與壽命

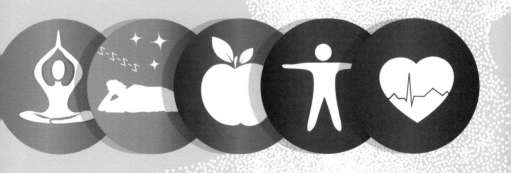

駱惠銘、陳高揚——合著

推薦序1

　　自古以來，長生不死是人類一直追求的終極目標。但是，生命終究會到達終點，如何延年益壽才是實際可行的方案。

　　影響壽命的因子很多，包括遺傳、老化、癌症、慢性病、意外事故……等等。本書作者從心率的角度切入，探討心率對壽命的影響以及心率之調控機轉，從而引申如何改善心率。現代社會生活充滿各式各樣的壓力，此外日常生活之飲食、活動、嗜好如菸、酒、茶、咖啡皆可能影響自律神經系統，如何降低交感神經活性或提高副交感神經活性以改善心率是日常養生的重要課題。

　　本書兩位作者皆從事心臟醫學之診療及研究工作，他們整理心率與壽命相關的資料，從動物與人類之流行病學、心率之調控，到日常養生之道，尤其是人類老祖宗的智慧經驗，皆有現代科學研究之佐證，總之，這是第一本完整討論心率與壽命的書籍，此一題材非常引人入勝，值得推薦給有興趣的讀者作為日常養生之參考。

連文彬

國立台灣大學醫學院內科部名譽教授

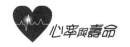

推薦序2

　　此書作者駱惠銘教授是我台大醫學系的同學，自畢業後他就埋首於心臟科學的研究、教學與服務，並付出甚多的心力，因此有很多創新的發現，也獲得教育部部定教授資格，他的研究主要是心率與心臟病之關係尤其在心電圖的研究表現有特別的看法，並已有數本重要的醫學著作，是此領域的權威。本書共同作者陳高揚教授專研心率變異度分析，有多項相關的研究成果與論文發表。

　　此書談到他們整體對心率的看法，從統合分析心率與壽命的關係到調控，以及重要的養生之道，均會跟心跳的速率有關，其中交感神經與副交感神經扮演很重要的角色，作者博覽重要的文獻，再加上他們自己的研究，以實證醫學的治學態度，說明心跳與壽命之關係，更能理解許多養生之道的理由。我詳細閱讀後，才知道許多日常的小習慣均與心臟的養生有關，若長期注意會有意想不到的好效果。

　　此書雖然是有關醫學的叢書，但作者利用流暢易懂的語言，讓非醫學職類的同仁也能樂在其中迅速抓到重點，也可算是科普教育的書，所以我不僅樂意將此書推薦給一般民眾，更希望醫療工作者及醫學生都能夠好好拜讀，這真是一本值得好好品嘗的著作。

侯勝茂

新光醫院院長／前衛生署署長

作者序

　　心跳速率（簡稱心率）是重要的生命徵象之一。很多研究指出，心率與壽命成負向相關，心率越慢者，壽命越長，譬如烏龜，反之，心率越快者壽命越短，譬如小鼠。心率與壽命之負相關性也存在於人類，不論男女、年齡、種族、一般健康族群或罹病族群皆有相關研究報告。

　　但是我們的大腦無法隨心所欲地控制心率，我們的心率是由自律神經系統所調控的。其中，交感神經刺激會加速心率，而副交感神經刺激會減慢心率。因此，我們測到的心率代表交感與副交感神經交互作用的淨結果。評估自律神經功能的方法很多，其中，心率變異度分析（HRV）是一種方便實用的方法。藉由心率變異度分析我們可以評估日常生活型態對心率調控之影響。包括飲食、運動、嗜好、心理壓力等。此外，很多老祖宗的智慧經驗如右側臥、太極、氣功、瑜伽、冥想、調息、音樂、芳療之效果也得以驗證。

　　本書整理相關文獻提供給有興趣者參考，惟作者才疏學淺，謬誤失漏之處在所難免，尚祈各界方家不吝指正。

　　本書承蒙多方之協助得以完成，特別要感謝恩師連文彬教授之指導與諸多寶貴意見，還有新光醫院侯勝茂院長持續的支持與鼓勵，最後要感謝陳怡萱小姐辛苦的圖文編輯。

駱惠銘、陳高揚　2022年10月

目 錄

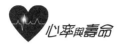
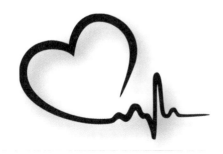

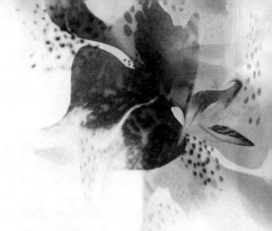

1.

引言

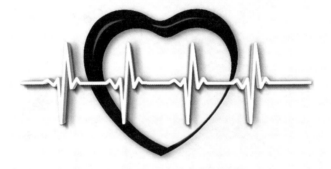

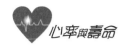
引言

　　心跳速率（heart rate，簡稱心率）是一個相當重要的生命徵象（vital sign）。它很容易即可檢測，譬如把脈、聽心音、電子血壓計、心電圖皆可測得。心率並非一成不變，它會隨著各種狀況而改變，包括：（1）生理狀況：如運動（圖1-1）、日夜變化（圖1-2），一般情況之下，身體的活動增加，心率就隨著加速，反之，在休息或睡眠狀態，心率就隨著減慢。（2）心理狀況：如緊張、壓力、驚嚇，（3）疾病狀態：如發燒、低血醣、休克、心衰竭、缺氧、甲狀腺機能異常……等等。本書討論的重點在於靜態心率（resting heart rate）與壽命之相關性。

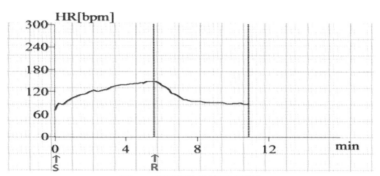

圖1-1 運動對心率之影響

一位65歲女性施行運動心電圖試驗，運動前心率為68 bpm，運動開始後（S），心率隨運動強度增加而上升到150 bpm，運動停止後（R），心率隨即下降，3分鐘內恢復到87 bpm。

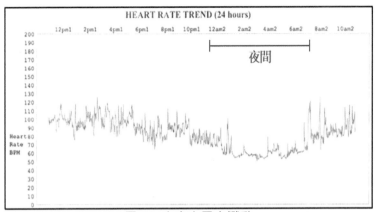

圖1-2 心率之日夜變動

一位43歲男性施行24小時心電圖連續紀錄。可見白天由於活動影響,心率較快(最快130 bpm),且波動較大,夜間休息時,心率較慢(最慢48 bpm),且波動較小。

　　正常心臟之節律點位於竇房結(sinoatrial node),它本身有內在的速率(intrinsic rate),同時它也受到自律神經系統的調控,其中交感神經系統會加速心率,而副交感神經系統會減慢心率,這些不同系統交互作用的淨結果就是我們觀測到的心率。正常成年人的靜態心率介於60-100 bpm之間,但是理想的心率應該要多少呢?

　　很多研究顯示靜態心率與壽命有密切的關係,不管是動物或是人類,心率越快者,壽命越短。因此,適度抑制交感神經活性或提高副交感神經活性可能有助於心率之調控與延長壽命。日常生活中,有很多方面會影響到心率之調控,包括飲食、運動、嗜好(如飲酒、吸菸、咖啡與茶)以及心理壓力。心率變異度

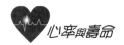

（heart rate variability，簡作HRV）是評估自律神經系統功能的方法之一，由於方便可行，費用不高，且不具侵入性，因此廣泛用於研究各種日常生活型態對於自律神經活性的影響。此外，很多老祖宗的經驗與智慧包括佛家建議的師子臥、以及太極、氣功、瑜伽、靜坐調息等經過HRV分析的印證皆有其道理存在。除了日常生活的保健以外，使用藥物降低心率也可應用於很多種類的心臟病，包括心衰竭、急性心肌梗塞、穩定性心絞痛、心律不整與猝死。本書旨在整理現有相關的研究資料，提供大眾作為日常養生之參考。

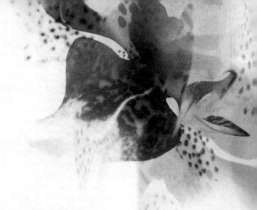

2.

心率與壽命

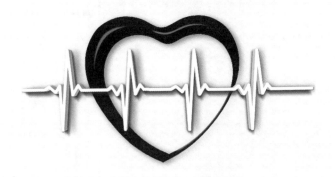

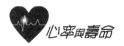

很多觀察與研究顯示，壽命與身體質量（body mass）、代謝率（metabolic rate）及心率（heart rate）有密切的關聯。靜態心率越慢者，壽命越長，反之，心率越快則壽命越短。這種現象普遍存在於脊椎動物，包括人類。

2.1 動物的觀察

2.1.1 長壽動物——烏龜

烏龜是公認的長壽動物之一，有些烏龜可以活到超過100歲，譬如生活在加拉巴哥群島（進化論作者達爾文曾經造訪的地方）上的象龜，牠的心率很慢，每分鐘心跳大約只有6下[1]，平均壽命約177年，其長壽原因可能與體型龐大、動作緩慢、代謝率低以及心率緩慢有關。

2.1.2 哺乳類動物

1997年Herbert Levine發表了一篇經典的研究，顯示各種哺乳類動物之壽命與心率呈現負相關[2]。亦即心率越快者壽命越短。譬如小鼠（mouse）的心率約600 bpm，其壽命不超過2年，狗的心率約130 bpm，其平均壽命約12年，而鯨魚的心率約18 bpm，其平均壽命約30年（圖2-1）。只有人類不在線上，由於醫學與科學之進展，人類在相同的心率下，壽命顯得特別長。但

是，有趣的是，所有哺乳類動物（包括人類）一生的心跳總數相差不多，大約在2.5×10^9。

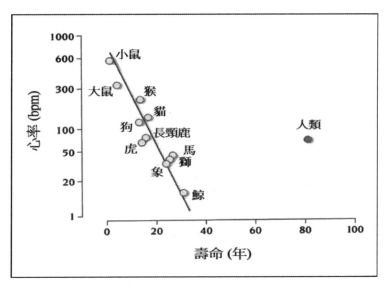

圖2-1 哺乳類動物之壽命與心率之相關性
心率越快者壽命越短，唯一不在線上的是人類。
（引用自參考文獻[2]）

2.2 人類的研究

雖然人類的壽命較其它哺乳類動物為長（以同樣心率而言），但是在人類本身也可見到心率與壽命之間的負相關性。

2.2.1一般健康族群的研究

全球各地包括不同年齡、性別、種族皆有相關研究報告：

A.美國

芝加哥地區一項研究收錄8,916位白種中年男性，追蹤5-17年，結果發現心率較快者，心血管死亡（cardiovascular death）及全因性死亡（all-cause death）之風險皆較高。[3]

另外一項報告來自著名的佛萊明罕研究（Framingham study），[4] 總共收錄5,070位受試者，不同於前項研究的是本研究也收錄女性，年齡包括35至94歲，追蹤時間更長，平均30年。結果顯示，不論年齡及性別，全因性死亡、心血管死亡與冠心症死亡皆隨著心率加速而增加。此外，在35至64歲之男性，心率加速與發生猝死之相關性更為顯著。

然後，美國國家衛生研究院也進行了一項全美的調查研究（NHANES-I）。[5] 本研究共收錄7,594位受試者，包括男、女、各色人種（白種、黑種、拉丁裔、亞裔），年齡介於45至74歲，追蹤6-13年，研究目標在於比較心率快與心率慢者發生心血管死亡（CV death）、非心血管性死亡（non-CV death）及冠心症（coronary heart disease）之風險。結果顯示，心率> 84 bpm者比心率< 74 bpm者發生心血管死亡之風險較高。白人男性之風險為1.44倍，女性風險為1.26倍，黑人男性之風險更高為1.52倍，黑人女性之風險最高達3.03倍。

除了基線之心率（baseline heart rare）對死亡風險有影響，後續追蹤心率之變化也可預測死亡風險。一項多社區的世代研究（ARIC study，包括北卡羅萊納州的Forsyth County、密西西比州的Jackson、明尼蘇達州的Minneapolis以及馬里蘭州的Washington County），共收錄了15,680位受試者，其中女性佔55%，平均年齡54±6歲，黑人佔27%。第一次訪視於1987~1989年進行，其後每隔3年訪視1次，共4次，每次訪視皆進行完整的心臟學檢查，平均追蹤28年，結果顯示追蹤訪視之心率之改變（ΔHR）與死亡率、心衰竭、心肌梗塞、腦中風之風險相關，與前一次訪視比較，心率每增加5 bpm，全因性死亡之風險增加12%。[6]

B.歐洲

（1）法國

Benetos等人發表了一項研究，總共收錄19,386位男女性受試者，年齡在40至69歲，平均追蹤18年，結果顯示男性之心血管死亡風險與心率相關，若以心率<60 bpm之風險當作1，則心率60~80 bpm之風險為1.35倍，心率81-100 bpm之風險為1.44倍，而心率>100 bpm之風險則高達2.18倍。但是女性則無明顯相關。[7]至於非心血管死亡之風險，則男女皆與心率相關（圖2-2）。

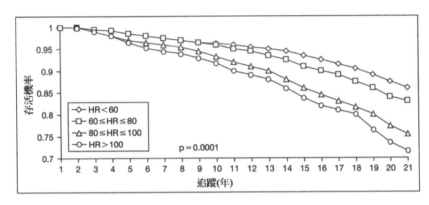

圖2-2 心率對存活機率之影響
心率最慢組（<60）存活機率最高，隨著心率增加，存活率遞減，而心率最快
組（>100）之存活機率最低。（引用自參考文獻[7]）

另一項法國研究（PPS-I study）[8] 收錄了5,713位男性受試者，年齡介於42至53歲，平均追蹤長達23年，結果顯示，靜態心率越快者，其全因性死亡與猝死之發生率隨著增加，此一相關性在猝死方面最為顯著。

（2）義大利

一項MATISS地區的研究[9] 收錄了2,533位男性受試者，年齡介於40至69歲，受試者依心率之快慢分為5組如下：< 60、60-69、70-79、80-89、≧90bpm，平均追蹤4-17年，結果顯示，隨著心率增加，心血管死亡與非心血管死亡之風險皆逐漸上升。心率每增加20 bpm，總體死亡之風險增加52%，心血管死亡之風險增加63%，而非心血管死亡之風險增加47%。

（3）瑞典

類似的結果也可見於瑞典的研究，一項針對10,004位男性的世代研究顯示，心率較快者，其心血管死亡之風險較高。[10]

C.亞洲

（1）日本

有一項來自九州福岡縣某一農村的研究，共收錄573位男性受試者，年齡介於40至60歲，平均追蹤18年，比較其死亡率，結果心率<60 bpm者死亡率最低（14.3%），而心率≧90 bpm者死亡率最高（38.2%）。[11]

（2）以色列

一項以色列的研究[12]收錄3,527位猶太男性工人，平均年齡為43歲，追蹤8年，結果心率> 90 bpm者之全因性死亡風險為心率< 70 bpm者之2.23倍，另外，心率> 90 bpm者之心血管死亡風險也較心率< 70 bpm者為高（2.02倍）。但是，癌症死亡之風險與心率之快慢並無相關。

（3）台灣

台灣本土的研究顯示，多次量測心率，取得心率變動之軌跡有助於預測其死亡風險。在金山鄉的心臟病流行學研究共收錄3,015位受試者，年齡>35歲，平均追蹤13.9年，結果可將心率軌

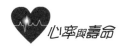

跡分成4種型式：

(1)穩定型，佔61%，(2)下降型，佔5%，(3)輕度上升型，佔32%，(4)顯著上升型，佔2%，若以穩定型（即心率維持不變者）之風險為1，則心率軌跡顯著上升（心率越來越快）者之死亡風險為1.8倍，而冠心症及腦中風之風險為1.45倍。[13]

此外，由中華民國心臟學會心衰竭登錄研究收錄1,509位病人，將出院後心率軌跡分為兩組：

第一組：心率快（出院心率> 90 bpm）→出院後增加（持續6個月）→逐漸變慢，佔23.9%。

第二組：心率較慢（出院心率< 80 bpm）→出院後維持穩定心率，佔76.1%。

追蹤一年後結果，第一組之死亡風險為第二組之3.10倍。[14]

2.2.2罹病族群的研究

心率與壽命之關連性之研究也可見於各種罹病族群：

A.高血壓

佛萊明罕研究分析高血壓病人之心率與死亡率之相關性，[15] 發現心率越快者，其總死亡與心血管死亡之風險越高，特別是心率≧85 bpm者（圖2-3）。

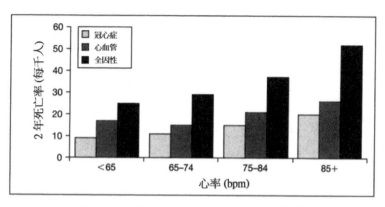

圖2-3 高血壓病人之心率與死亡率之相關性
圖示心率越快，各種死亡率越高。（引用自參考文獻[15]）

Palatini等人研究單獨收縮期高血壓（systolic hypertension，收縮壓 ≧ 160 mmHg，且舒張壓< 95 mmHg）的老年人（≧ 60歲）[16] 發現，不論男女，死亡率會隨著心率增加而上升，特別是心率>79 bpm的族群。

另一項來自法國的研究，探討高血壓男性發生心血管死亡之預測因子，[17] 受試者包括60,343位高血壓男性，另有29,640位正常血壓的男性作為對照組。其他心血管病之風險因子還包括：高膽固醇、糖尿病、吸菸、肥胖（BMI > 28 kg/m^2）以及心率過快（> 80 bpm）。平均追蹤14年，結果發現，高血壓病人若合併有其他風險因子越多，則發生心血管死亡之機會越大，特別是年紀較輕的族群（< 55歲）。若以正常血壓男性之心血管死亡風險為1，則單純高血壓（無其他風險因子）者之心血管死亡風險比為1.74，高血壓加上1或2個風險因子之心血管死亡風險比為

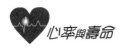
4.11，而高血壓加上3個風險因子之心血管死亡風險比則高達9.73。

此外，各種風險因子在不同年齡層之影響力並不相同。譬如，高膽固醇與吸菸對年輕族群影響較大，而心率快（＞ 80 bpm）及肥胖之風險則不受年齡之影響。

B.急性心肌梗塞

急性心肌梗塞時，心率是一個重要的風險指標，Hillis等人的研究指出急性心肌梗塞病人若心率>100 bpm，預後都較差。[18]

在保守性治療（尚未施行冠狀動脈再通暢術）之年代，Hjalmarson等人分析1,807位急性心肌梗塞病人之住院心率與死亡之相關性，[19] 結果心率< 60 bpm者死亡率（住院至出院一年）最低（15%），心率90 bpm者死亡率提高為30%，而心率> 100 bpm者死亡率最高（> 45%）。另外，SPRINT-2研究收錄了1,044位性心肌梗塞病人，[20] 將病人之住院心率分成< 70 bpm、70-89 bpm及≧90 bpm三組，結果死亡率隨著心率增加而上升，三組之住院死亡率分別為5.2%、9.5%及15.1%，而出院一年之死亡率分別為4.3%、8.7%及11.8%。

隨著血栓溶劑（thrombolytic agents）與導管介入治療（PCI）之進展，住院死亡率大幅減少，但是心率仍舊是一個有用的風險指標。在血栓溶劑治療的年代，GISSI-2 study收錄8,915

位急性心肌梗塞病人，[21]其住院死亡率在心率>100 bpm者為23.4%，而心率< 60 bpm者為7.1%（相對風險為2.24倍）。另外，出院6個月之死亡率在心率>100 bpm者為14.3%，而心率< 60 bpm者為0.8%（相對風險為4.54倍）（圖2-4）。另一個大型研究GUSTO-I試驗收錄41,021位受試者，結果顯示急性心肌梗塞死亡之風險因子就是心率過快，[22] 其他因子包括年齡、收縮壓過低、心衰竭程度（Killip分類）以及前壁心肌梗塞。

然後，Steffenino等人報告721位接受緊急心導管介入手術（PCI）的急性心肌梗塞病人，[23] 分析其導致死亡、再度梗塞及腦中風的風險因子，其中之一就是心率過快。

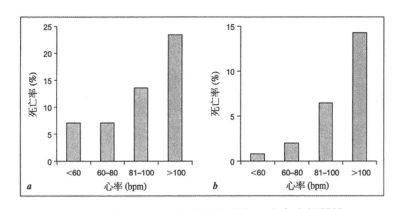

圖2-4 急性心肌梗塞患者之心率與死亡率之相關性
（a）入院心率與住院中死亡率，（b）出院心率與6個月死亡率。兩者皆呈現心率越快，死亡率越高之現象。（引用自參考文獻[21]）

另外，Mauss等人針對心率與嚴重心律不整之相關性進行研

究，[24] 他們收錄了432位急性心肌梗塞病人，平均追蹤41個月，結果發現心律不整與死亡之發生率隨著心率增加而上升，特別是心率≧75 bpm者，其發生心律不整之風險為2.17倍。

C.穩定型冠心症（stable coronary artery disease）

Diaz等人分析CASS登錄的24,913位冠心症病人的資料，平均追蹤14.7年。他們發現心率增加會提高全因性死亡及心血管死亡的風險（圖2-5）。[25] 若以心率≧83 bpm對照心率< 63 bpm者，其相對風險分別為1.32倍（全因性死亡）及1.31倍（心血管死亡）。

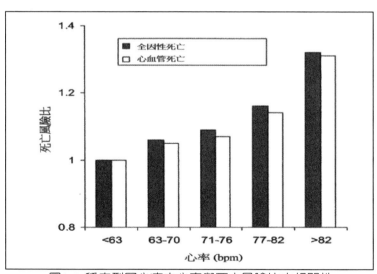

圖2-5 穩定型冠心症之心率與死亡風險比之相關性
本圖顯示死亡風險隨著心率增加而上升，若以心率<63 bpm之死亡風險為1，則心率≧83 bpm之全因性死亡為1.32倍，及心血管死亡風險為1.31倍。（引用自參考文獻[25]）

另外，根據BEAUTIFUL研究的結果，心率≧ 70 bpm相對於心率< 70 bpm者有較高的心血管死亡率、心肌梗塞住院及心衰竭住院。[26]

D.心衰竭

心率與心衰竭病人之預後也有類似之相關性，亦即心率越快者，後果越差。Aaronson等人報告，[27] 根據268位嚴重心衰竭病人的研究，靜態心率是心衰竭病人發生不良事件之最佳預測因子。

另外，CIBIS-II study收錄嚴重心衰竭病人〔紐約心臟協會（NYHA）功能分類III~IV，左心室射出分率（LVEF）≦ 35%〕，其分析結果也顯示心率是預測死亡之一個風險因子。[28]

另一個心衰竭之大型研究MERIT-HF study則收錄NYHA功能分類II~IV類，LVEF < 40%之心衰竭病人進行研究，結果顯示靜態心率≧90 bpm者發生不良事件之風險較高。[29]

Kjekshus等人則針對影響心率之藥物使用於心衰竭病人的結果進行分析。[30] 他們發現，使用藥物若增加病人之心率，則會提高死亡率，若減少心率則會降低死亡率。

2.2.3統合分析

Aune等人針對心率對健康的影響進行一項相當大型的統合

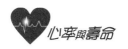

分析（meta-analysis），[31] 其中涵蓋了78篇前瞻性研究。總共有1,800萬受試者，結果顯示靜態心率與總死亡率呈現正相關，且心率每增加10 bpm，死亡率會增加17%。此外，靜態心率與心血管病之發生率也呈現正相關，心率每增加10 bpm，心血管病會增加15%。另外，心率增加也會增加冠心症（coronary heart disease）風險、心因性猝死（sudden cardiac death）、心衰竭（heart failure）、腦中風（stroke）和癌症（total cancer）之風險（表2-1）。

表2-1 心率每增加10 bpm之影響

● 死亡率	⇧	17%
● 心血管病	⇧	15%
● 冠心症	⇧	7%
● 心因性猝死	⇧	9%
● 心衰竭	⇧	18%
● 腦中風	⇧	6%
● 癌症	⇧	14%

理想的心率：

如眾所周知，血壓與血醣有一個限定範圍，太高或太低都不好。心率也是一樣，太快不好，太慢也不行。雖然一般成人的

正常心率範圍定在60~100 bpm，但是理想的心率應該要多少才適當呢？由前述各項研究顯示，心率太快會增加死亡、心血管病、心衰竭、心律不整，甚至癌症的風險。反之，從心臟科的觀點，心率太慢也不理想，可能導致腦缺血、心肌缺血及心衰竭。值得注意的是，心率受到很多因素的影響，包括年齡（老年人較慢）、性別（女性較快）、體位（坐位比躺位快約3 bpm）、測量方式（心電圖、把脈、電子血壓計）、情緒、活動、日夜、體溫、疾病……等等。由於前述每個研究之測量方式並不一致，因此，歐洲高血壓學會（European Society of Hypertension）建議統一測量心率之方式如下：先靜坐5分鐘，然後以把脈方式測量30秒2次。[32] 雖然這個方法簡單快速，方便可行，且不花錢，但值得注意的是，有時候脈搏與心跳數並不一致，這個狀況通常發生在某些心律不整如心室早期收縮（VPC）或心房顫動（AF）。如圖2-6所示，正常心臟節律時（A）心率與脈搏是一致的，但有VPC時（B*），該次心跳打出的血量太少，以至於在肢端無法感應到該次的脈搏，因此若是把脈時有漏拍，或是脈搏特別慢或特別亂時就要進一步做心電圖檢查。

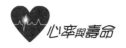

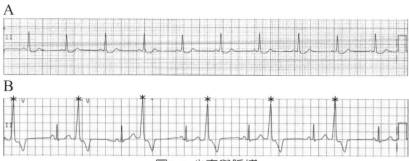

圖2-6 心率與脈搏

（A）正常心臟節律時，心率與脈搏一致，（B）心室早期收縮時（＊），心臟輸出量很少，脈搏量測不到。如本心臟節律，心率為脈搏之兩倍。

　　一般認為健康成人及穩定性慢性病患的理想心率為60~70 bpm，日間的靜態心率不宜低於50 bpm，急性病包括心肌梗塞、心衰竭、呼吸衰竭、發燒……等則可稍微上修，重點在基本疾病的控制。對於心房顫動（AF）的病人，由於心房的收縮功能消失，故心率80~100 bpm屬可接受範圍，而60~70 bpm則稍嫌偏慢。

2.3　可能的機轉

　　為什麼心率會影響壽命？也許有人會認為每一顆心臟一生中跳動總共2.5×10^9次，所以心率越快，壽命越短，反之，心率越慢則壽命越長。然而，心率與壽命之間絕非單純的數學問題。靜態心率反映自律神經的活動狀態，心率加速通常起因於交感神

經過度活躍。而交感神經刺激會產生各種作用包括胰島素阻抗、刺激腎素－血管升壓素系統（renin-angiotensin system）、引發低度發炎反應、誘發冠狀動脈收縮、增加心肌氧氣消耗、減少氧氣供應以及誘發心臟猝死。此外，心率本身對心臟與動脈還具備電生理與機械性作用。因此，心率的變動可能伴隨著各種心血管疾病及慢性病，茲分述如下：

2.3.1心率與動脈粥狀硬化（atherosclerosis）

　　動物實驗顯示，心率與動脈粥狀硬化有密切相關，在小鼠的實驗，將心率減慢，可減少血管的氧化壓力（oxidative stress），包括降低 NADPH 氧化酶之活性，降低 lipid hydroxyperoxidase之活性，減少過氧化物之產生。[33] 此外，MCP-1（一種發炎反應物質）也會降低。因此，心率減慢可以減少血管發炎反應，並預防血管內皮細胞功能異常，進而減緩動脈粥狀硬化之產生。在小鼠之主動脈[33] 與猴子的頸動脈[34]實驗皆可見到心率與動脈粥狀硬化斑塊之大小成正比。

2.3.2心率與心肌缺血

　　心肌缺血決定於心肌血流供應（supply）與需求（demand）之平衡（圖2-7）。若血流供應不足以應付需求即會產生心肌缺血。心肌之血流供應主要發生於舒張期，而心率加速時，舒張期

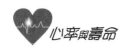

會縮短，因此會減少心肌血流之供應。另一方面，心肌之氧氣消耗量決定血流之需求，在心率加速時，氧氣消耗量增加，心肌血流之需求隨著增加。因此，心率加速對心肌血流之供需兩方面皆有不良影響，容易導致心肌缺血。

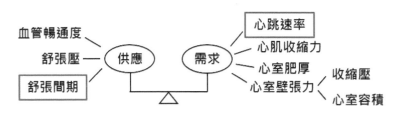

圖2-7 心肌缺血之決定因素

心肌之血液供應不足以應付需求時，就會出現心肌缺血。心率加速會減少心肌之血流供應（縮短舒張間期所致）。另一方面會增加血液需求（增加氧氣消耗量所致）。因此，心率加速容易促成心肌缺血。

此外，心率也會影響血管新生（angiogenesis）。心肌缺血時，若有側枝循環（collateral circulation）的奧援，可以緩解心肌缺血。而側枝循環之生成有賴於血管新生，在大鼠的實驗中，[35] 使用alinidine將心率減慢，2週後，可測得血管內皮生長因子（VEGF）增加，此外，測量血管新生指標-微血管長度密度（capillary length density），可見心率減慢組之血管新生明顯增加。

2.3.3 心率與動脈硬化斑塊破裂

急性心臟病發作（acute heart attack）大多數與冠狀動脈硬化斑塊破裂（plaque rupture）相關。而根據心臟病權威雜誌Circulation的一篇研究報告，影響冠狀動脈硬化斑塊破裂的因素之一為心率> 80 bpm，而使用乙型阻斷劑降低心率可減少硬化斑塊破裂之風險。[36]

心率與動脈粥狀硬化及急性冠心症發作（acute coronary events）之相關性可能部分來自來自血行力學（hemodynamics）之影響。[37] 心臟每次收縮產生的血流與壓力對動脈系統具有各種機械性的衝擊，包括縱向性剪應力（shear stress）、展延（stretch）、彎曲（特別是冠狀動脈），以及橫向性張力（tension）。可能造成血管內皮細胞之構造及功能損傷，並產生慢性發炎反應，當心率加速時，血流量增加，血壓上升，心臟收縮更用力，此等血行力學之傷害可以解釋為何心率越快，血管發炎指數越高，動脈粥狀硬化越容易生成，且硬化斑塊越容易破裂，導致急性冠心症發作。圖2-8總結降低心率對心血管系統之效果與機轉。

2.3.4 心率與心因性猝死（sudden cardiac death）

在動物實驗中，冠狀動脈阻塞造成的心室頻脈（ventricular tachycardia）及心室顫動（ventricular fibrillation）與心率有顯著

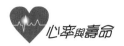

相關，心率越快者發生上述惡性心律不整之機率越大。[38] 此等關聯也可見於人類的研究，很多流行病學研究顯示靜態心率越快，發生心因性猝死之風險越大，[39] 且此風險獨立於左心室功能異常與心率相關之藥物。

為什麼心率越快者發生猝死之風險越大？從動物實驗與人體研究結果顯示，最可能與交感神經活性有關。在很多狀況下，刺激交感神經較易發生致命性心律不整，而使用交感神經抑制劑則可減少猝死，每降低心率10 bpm，可減少猝死39%。[40] 此外，長期心率過快也可能產生心肌症（tachycardia-induced cardiomyopathy），進而導致心衰竭以及猝死。

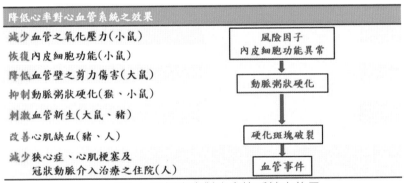

圖2-8 降低心率對心血管系統之效果

2.3.5 心率與癌症

根據Aune等人的統合分析，心率每增加10 bpm，癌症的發生率會增加14%，這是一項很意外又有興趣的發現，兩者的關聯

目前尚無定論，推測可能與交感神經系統相關。根據多項實驗室研究顯示，刺激交感神經會產生下列作用：（1）誘發基因突變，（2）刺激癌細胞增殖，（3）增進癌細胞對抗死亡之能力，（4）誘發癌細胞之移動性，活化其侵襲力及轉移，（5）刺激血管新生，（6）幫助癌細胞躲避免疫系統之波壞。[41] 前述作用皆有利於癌細胞之生成、增殖、局部侵犯及遠處轉移。還有很多疑問需要進一步的研究來釐清，譬如：實驗室的結果是否適用於人體以及所有不同的癌症？另外，使用乙型阻斷劑（beta-blockers）治療癌症是否有幫助？[41,42] 這些議題的答案都是相當值得期待。

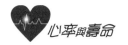

參考文獻

1. Sakamoto KQ, Miyayama M, Kinoshita C, Fukuoka T, Ishihara T, Sato K. A non-invasive system to measure heart rate in hard-shelled sea turtles: potential for field applications. *Philos Trans R Soc Lond B Biol Sci.* 2021;376(1830):20200222.

2. Levine HJ. Rest heart rate and life expectancy. *J Am Coll Cardiol.* 1997;30(4):1104-6.

3. Dyer AR, Persky V, Stamler J, Paul O, Shekelle RB, Berkson DM, Lepper M, Schoenberger JA , Lindberg HA. Heart rate as a prognostic factor for coronary heart disease and mortality: findings in three Chicago epidemiologic studies. *Am J Epidemiol.* 1980;112(6):736-49.

4. Kannel WB, et al. Heart rate and cardiovascular mortality: the Framingham Study. *Am Heart J.* 1987;113(6):1489-94.

5. Gillum RF, Makuc DM, Feldman JJ. Pulse rate, coronary heart disease, and death: the NHANES I Epidemiologic Follow-up Study. *Am Heart J.* 1991;121(1 Pt 1):172-7.

6. Vazir A, Claggett B, Cheng S, Skali H, Shah A, Agulair D, Ballantyne CM, Vardeny O, Solomon SD. Association of Resting Heart Rate and Temporal Changes in Heart Rate With Outcomes in Participants of the Atherosclerosis Risk in Communities Study.

JAMA Cardiol. 2018;3(3):200-206.

7. Benetos A, Rudnichi A, Thomas F, Safar M, Guize L. Influence of heart rate on mortality in a French population: role of age, gender, and blood pressure. *Hypertension.* 1999;33(1):44-52.

8. Jouven X, Empana JP, Schwartz PJ, Desnos M, Courbon D, Ducimetière P. Heart-rate profile during exercise as a predictor of sudden death. *N Engl J Med.* 2005;352(19):1951-8.

9. Seccareccia F, Pannozzo F, Dima F, Minoprio A, Menditto A, Lo Noce C, Giampaoli S, Malattie Cardiovascolari Aterosclerotiche Istituto Superiore di Sanita Project. Heart rate as a predictor of mortality: the MATISS project. *Am J Public Health.* 2001;91(8):1258-63.

10. Wilhelmsen L, Berglund G, Elmfeldt D, Tibblin G, Wedel H, Pennert K, Vedin A, Wilhelmsson C, Werkö L. The multifactor primary prevention trial in Göteborg, Sweden. *Eur Heart J.* 1986;7(4):279-88.

11. Fujiura Y, Adachi H, Tsuruta M, Jacobs DR Jr, Hirai Y, Imaizumi T. Heart rate and mortality in a Japanese general population: an 18-year follow-up study. *J Clin Epidemiol.* 2001;54(5):495-500.

12. Kristal-Boneh E, Silber H, Harari G, Froom P. The association of resting heart rate with cardiovascular, cancer and all-cause mortality. Eight year follow-up of 3527 male Israeli employees (the

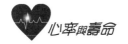

CORDIS Study). *Eur Heart J.* 2000;21(2):116-24.

13. Wei CC, Chen PC, Hsu HC, Su TC, Lin HJ, Chen MF, Lee YT, Chien KL. Association of heart rate trajectories with the risk of adverse outcomes in a community-based cohort in Taiwan. *PeerJ.* 2020;8:e8987.

14. Wei CC, Shyu KG, Chien KL. Association of Heart Rate Trajectory Patterns with the Risk of Adverse Outcomes for Acute Heart Failure in a Heart Failure Cohort in Taiwan. *Acta Cardiol Sin.* 2020;36(5):439-447.

15. Gillman MW, Kannel WB, Belanger A, D'Agostino RB. Influence of heart rate on mortality among persons with hypertension: the Framingham Study. *Am Heart J.* 1993;125(4):1148-54.

16. Palatini P, Thijs L, Staessen JA, Fagard RH, Bulpitt CJ, Clement DL, de Leeuw PW, Jaaskivi M, Leonetti G, Nachev C, O'Brien ET, Parati G, Rodicio JL, Roman E, Sarti C, Tuomilehto J; Systolic Hypertension in Europe (Syst-Eur)Trial Investigators. Predictive value of clinic and ambulatory heart rate for mortality in elderly subjects with systolic hypertension. *Arch Intern Med.* 2002;162(20):2313-21.

17. Thomas F, Rudnichi A, Bacri AM, Bean K, Guize L, Benetos A. Cardiovascular mortality in hypertensive men according to presence of associated risk factors. *Hypertension.*

2001;37(5):1256-61.

18. Hillis LD, Forman S, Braunwald E. Risk stratification before thrombolytic therapy in patients with acute myocardial infarction. The Thrombolysis in Myocardial Infarction (TIMI) Phase II Co-Investigators. *J Am Coll Cardiol.* 1990;16(2):313-5.

19. Hjalmarson A, Gilpin EA, Kjekshus J, Schieman G, Nicod P, Henning H, Ross J Jr. Influence of heart rate on mortality after acute myocardial infarction. *Am J Cardiol.* 1990;65(9):547-53.

20. Disegni E, Goldbourt U, Reicher-Reiss H, Kaplinsky E, Zion M, Boyko V, Behar S. The predictive value of admission heart rate on mortality in patients with acute myocardial infarction. SPRINT Study Group. Secondary Prevention Reinfarction Israeli Nifedipine Trial. *J Clin Epidemiol.* 1995;48(10):1197-1205.

21. Zuanetti G, Mantini L, Hernández-Bernal F, Barlera S, di Gregorio D, Latini R, Maggioni AP. Relevance of heart rate as a prognostic factor in patients with acute myocardial infarction: insights from the GISSI-2 study. *Eur Heart J.* 1998;19 Suppl F:F19-26.

22. Lee KL, Woodlief LH, Topol EJ, Weaver WD, Betriu A, Col J, Simoons M, Aylward P, Van de Werf F, Califf RM. Predictors of 30-day mortality in the era of reperfusion for acute myocardial infarction. Results from an international trial of 41,021 patients. GUSTO-I Investigators. *Circulation.* 1995;91(6):1659-68.

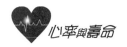

23. Steffenino G, Santoro GM, Maras P, Mauri F, Ardissino D, Violini R, Chiarella F, Lucci D, Marini M, Baldasseroni S, Maggioni AP; Myocardial Infarction with Severe prognosis: observation of Treatment with Angioplasty or Lysis Study Investigators. In-hospital and one-year outcomes of patients with high-risk acute myocardial infarction treated with thrombolysis or primary coronary angioplasty. *Ital Heart J.* 2004;5(2):136-45.

24. Mauss O, Klingenheben T, Ptaszynski P, Hohnloser SH. Bedside risk stratification after acute myocardial infarction: prospective evaluation of the use of heart rate and left ventricular function. *J Electrocardiol.* 2005;38(2):106-12.

25. Diaz A, Bourassa MG, Guertin MC, Tardif JC. Long-term prognostic value of resting heart rate in patients with suspected or proven coronary artery disease. *Eur Heart J.* 2005;26(10):967-74.

26. Fox K, Ford I, Steg PG, Tendera M, Ferrari R; BEAUTIFUL Investigators. Ivabradine for patients with stable coronary artery disease and left-ventricular systolic dysfunction (BEAUTIFUL): a randomised, double-blind, placebo-controlled trial. *Lancet.* 2008;372(9641):807-16.

27. Aaronson KD, Schwartz JS, Chen TM, Wong KL, Goin JE, Mancini DM. Development and prospective validation of a clinical index to predict survival in ambulatory patients referred for cardiac

transplant evaluation. *Circulation.* 1997;95(12):2660-7.

28. CIBIS-II Investigators and Committees. The Cardiac Insufficiency Bisoprolol Study II (CIBIS-II): a randomised trial. *Lancet.* 1999;353(9146):9-13.

29. MERIT-HF Study Group. Effect of metoprolol CR/XL in chronic heart failure: Metoprolol CR/XL Randomised Intervention Trial in-Congestive Heart Failure (MERIT-HF). *Lancet.* 1999;353(9169):2001-7.

30. Kjekshus JK, Guillestad L. Heart rate as a therapeutic target in heart failure. *Eur Heart J Suppl*, 1 (Suppl H) (1999), pp. H64-H69.

31. Aune D, Sen A, ó'Hartaigh B, Janszky I, Romundstad PR, Tonstad S, Vatten LJ. Resting heart rate and the risk of cardiovascular disease, total cancer, and all-cause mortality - A systematic review and dose-response meta-analysis of prospective studies. *Nutr Metab Cardiovasc Dis.* 2017;27(6):504-517.

32. Palatini P, Benetos A, Grassi G, Julius S, Kjeldsen SE, Mancia G, Narkiewicz K, Parati G, Pessina AC, Ruilope LM, Zanchetti A; European Society of Hypertension. Identification and management of the hypertensive patient with elevated heart rate: statement of a European Society of Hypertension Consensus Meeting. *J Hypertens.* 2006;24(4):603-10.

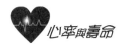

33. Custodis F, Baumhäkel M, Schlimmer N, List F, Gensch C, Böhm M, Laufs U. Heart rate reduction by ivabradine reduces oxidative stress, improves endothelial function, and prevents atherosclerosis in apolipoprotein E-deficient mice. *Circulation.* 2008;117(18):2377-87.

34. Beere PA, Glagov S, Zarins CK. Experimental atherosclerosis at the carotid bifurcation of the cynomolgus monkey. Localization, compensatory enlargement, and the sparing effect of lowered heart rate. *Arterioscler Thromb.* 1992;12(11):1245-53.

35. Zheng W, Brown MD, Brock TA, Bjercke RJ, Tomanek RJ. Bradycardia-induced coronary angiogenesis is dependent on vascular endothelial growth factor. *Circ Res.* 1999;85(2):192-8.

36. Heidland UE, Strauer BE. Left ventricular muscle mass and elevated heart rate are associated with coronary plaque disruption. *Circulation.* 2001;104(13):1477-82.

37. Giannoglou GD, Chatzizisis YS, Zamboulis C, Parcharidis GE, Mikhailidis DP, Louridas GE. Elevated heart rate and atherosclerosis: an overview of the pathogenetic mechanisms. *Int J Cardiol.* 2008;126(3):302-12.

38. Bolli R, Fisher DJ, Entman ML. Factors that determine the occurrence of arrhythmias during acute myocardial ischemia. *Am Heart J.* 1986;111(2):261-70.

39. Teodorescu C, Reinier K, Uy-Evanado A, Gunson K, Jui J, Chugh SS. Resting heart rate and risk of sudden cardiac death in the general population: influence of left ventricular systolic dysfunction and heart rate-modulating drugs. *Heart Rhythm.* 2013;10(8):1153-8.

40. Cucherat M. Quantitative relationship between resting heart rate reduction and magnitude of clinical benefits in post-myocardial infarction: a meta-regression of randomized clinical trials. *Eur Heart J.* 2007;28(24):3012-9.

41. Mravec B, Horvathova L, Hunakova L. Neurobiology of Cancer: the Role of β-Adrenergic Receptor Signaling in Various Tumor Environments. *Int J Mol Sci.* 2020;21(21):7958.

42. Peixoto R, Pereira ML, Oliveira M. Beta-Blockers and Cancer: Where Are We? *Pharmaceuticals (Basel).*2020;13(6):105.

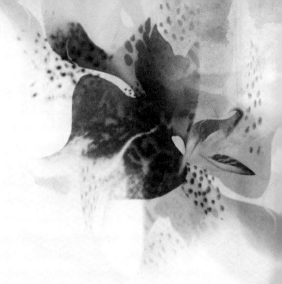

3.

心率之調控

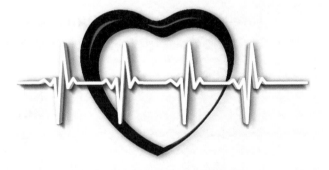

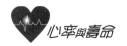

3.1 心跳之起源

由生物演化的觀點看，最早的單細胞生物靠擴散及胞飲作用即可獲取生命所需的養分並排除廢物，當進化到多細胞生物時，則單靠擴散作用無法應付所有細胞（尤其是裡層細胞）的需求，因此必需有一套循環系統來供應所有細胞的養分並排除廢物。而心臟就是整個循環系統的動力中心。血液從心臟打出來後，由動脈系統流到全身組織的微血管，再經由靜脈系統回收到心臟進行再利用（圖3-1A）。哺乳類動物因為有體循環和肺循環，因此心臟分為2心房與2心室。右心房收集腔靜脈回流的低氧血，然後右心房收縮將血液注入右心室，接著右心室收縮將血液打到肺動脈，然後輸送到肺部進行氣體交換，再由肺靜脈將含氧血輸送到左心房，再進入左心室，再由左心室打到主動脈，然後輸送到全身周邊組織。因此心臟的節律點（pacemaker）位於上腔靜脈與右心房的交界處的竇房結（SA node）。在胚胎發育的第3週，心臟還是一條管子，但已經具備竇房結、心房、房室環、心室（包括外流道）及大動脈的雛形。[1] 經過一系列的折疊與分隔，到第11週，心臟就發育成2心房、2心室及完整的節律點與傳導系統（圖3-1B）。

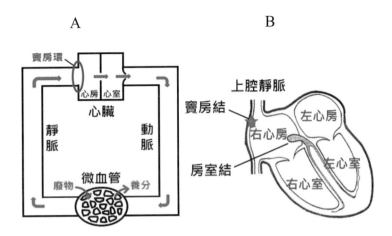

圖3-1（A）循環系統之結構設計
心臟作為動力中心，血流的方向由心房到心室、動脈、微血管、靜脈，再回到心臟。起點（節律點）就在大靜脈與心房的交界處（竇房環，SA Ring）。竇房環組織在胚胎發育過程中會發育成竇房結（SA Node）。（B）人類心臟之節律點位於上腔靜脈與右心房交界處的竇房結（★）。

3.1.1 竇房結細胞之電生理特性

竇房結細胞具有自動性（automaticity），此點與心房或心室肌細胞（主司收縮功能）不同。因此，竇房結細胞的動作電位（action potential）有別於心室肌細胞（圖3-2A）。首先，竇房結細胞在舒張期會自動去極化（spontaneous diastolic depolarization，第4相），當細胞膜電位達到閾值（threshold），細胞就會活化而帶動整個心臟的電刺激產生心跳。在正常心臟，自動性最快的部位在竇房結，因此，這裡是上階節律點（dominant pacemaker），而較慢的下階節律點位於房室節（AV

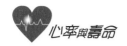

node），更慢的節律點在希氏－蒲金杰系統（His-Purkinje system）。由於閾值之膜電位較小，被活化的電流主要來自鈣管道，因此動作電位上升速度（第0相）較緩慢，高點電位（peak potential）較低，第1相不明顯，而舒張期最小膜電位（minimum diastolic potential）之負值較小。

1979年，牛津大學的Brown等人在竇房結組織發現了一種奇怪的電流，它是在細胞膜超極化（hyperpolarization）時被活化的（圖3-2B），且同時攜帶鈉離子與鉀離子，因此稱之為funny current（I_f）[2]。由於I_f具備下列特性：（1）造成舒張期去極化，（2）β-感受器刺激會增加此電流（3）乙醯胆鹼（acetylcholine, Ach）會抑制此電流。因此，I_f被認為是心臟的主要節律電流（pacemaker current）。

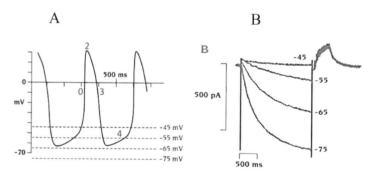

圖3-2 竇房結細胞之電生理特性
（A）動作電位，顯示自動性舒張期去極化（第4相），（B）主要節律電流（I_f），電壓固定術實驗顯示超極化向內電流，造成第4相去極化。（圖B引用自參考文獻[2]）

3.1.2 影響節律電流（I_f）之因子

　　竇房結受到自律神經系統之調控，刺激交感神經會導致心跳加速，而刺激副交感神經則導致心跳減慢，這些作用基本上是透過節律電流的影響所致。在實驗室中，isoprenaline（圖3-3，Iso，一種交感神經刺激劑）可加速竇房結細胞之舒張期去極化，而乙醯胆鹼（Ach，一種副交感神經刺激劑）則減緩竇房結細胞之舒張期去極化。根據Accili等人的研究，在膜電位-60mV時，只有23%的I_f被活化，但是10nM的Iso可增加I_f87%，而3nM的Ach則減少I_f70%。[3] 上述作用乃是透過細胞內cAMP濃度的改變而來。當β-交感神經感受器被刺激時，adenylyl cyclase被活化，cAMP之濃度上升，然後與I_f管道結合而活化節律電流。相反的，Ach與其感受器結合會抑制adenylyl cyclase而降低cAMP濃度，因而抑制節律電流。

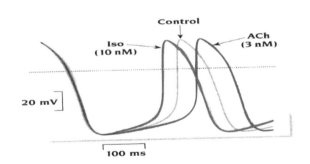

圖3-3 自律神經系統對竇房結細胞之作用
交感神經刺激（Iso）會加速舒張期去極化，因而加速心率；反之，副交感神經（Ach）會抑制舒張期去極化，因而減慢心率。（引用自參考文獻[3]）

此外，身體內有一些物質也會影響節律電流，譬如甲狀腺賀爾蒙（T3），一氧化氮（NO）以及血管活性腸胜肽（vasoactive intestinal peptide, VIP），皆可活化I_f。而adenosine與neuropeptide Y（NPY）則會抑制I_f。

3.1.3 特異性節律電流抑制劑（I_f inhibitors）

近年來，有幾種特異性節律電流抑制劑被開發出來，譬如alinidine、zatebradine和ivabradine，其中ivabradine已經成功上市。在實驗室中，ivabradine可降低竇房結細胞之放電速率（圖3-4A）。[4] 此作用乃源自於抑制節律電流（I_f）。根據Baruscotti等人的研究，0.3μM的ivabradine可抑制I_f約18%，而較高濃度（3μM）的ivabradine可抑制I_f約78%。

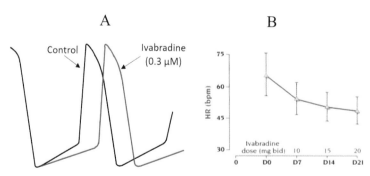

圖3-4 Ivabradine對心率之作用
（A）竇房結細胞實驗，ivabradine可抑制舒張期去極化，降低其自動性。
（B）人體試驗，ivabradine可減慢心率，此作用之強度與劑量相關。（引用自參考文獻[4,5]）

在人的研究，ivabradine也可降低心率，此作用與藥物之劑量成正相關（圖3-4B）。[5] 此外，根據電腦模型推算，即使100%抑制I_f也不會導致嚴重的心率過慢或心跳停止。[6] 表示ivabradine具有高度的安全性，同時也暗示著I_f並非唯一決定竇房結節律之電流。[7] 其它可能相關的電流包括鈣電流（I_{Ca}）、延遲性鉀電流（delayed rectifier I_K）、背景鈉電流（background I_{Na}）及鈉／鈣交換電流（Na/Ca exchange current）。

如前一章所述，心率會影響總體死亡率、心血管死亡率，甚至癌症死亡率。那麼，使用節律電流抑制劑降低心率的效果如何實在值得期待（參閱第5章）。

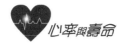

參考文獻

1. Anderson RH and others. In Roberts NK and Gelband H,edi. Cardiac arrhythmias in the neonate, infant, and child, New York, 1977, Appleton-Century-Crofts.

2. Brown HF, DiFrancesco D, Noble SJ. How does adrenaline accelerate the heart? Nature. 1979;280(5719):235-6.

3. Accili EA, Robinson RB, DiFrancesco D. Properties and modulation of If in newborn versus adult cardiac SA node. Am J Physiol. 1997;272(3 Pt 2):H1549-52.

4. Baruscotti M, Difrancesco D. Pacemaker channels. Ann N Y Acad Sci. 2004;1015:111-21.

5. European Public Assessment Report. London, UK:EMEA;2005:20

6. Garny A, Kohl P, Noble D. Cellular open resource (COR):a public cellML based environment for modelling biological function. Int J Bifurc Chaos. 2003;13:3579-90.

7. Vassalle M. The pacemaker current (I_f) does not play an important role in regulating SA node pacemaker activity. Cardiovasc Res. 1995;30(2):309-10.

3.2 心率之調控機轉

　　人體作為一個有機體，其身體的運作需要靠能量的供應；而能量供應的來源，主要靠心臟輸出的血液中所攜帶的氧氣送達細胞層次時，進行化學作用產生能量。心臟輸出量的多寡與心跳的速率及心搏量有關，由於人體面臨各種內在與外在環境的不同，能量的需求也不一樣，因此心跳的速率及心搏量也自然演化出精密的控制機制。基本上我們可以說心臟的竇房結本身有一個固定的放電頻率，再透過自律神經系統以交感神經與副交感神經的調控方式，讓心跳產生變快或變慢進而影響心輸出量的大小。一旦內在或外在的環境變化，例如不同活動量或外來細菌或病毒感染或外傷時，經由交感神經、副交感神經、或其他傳導物質的作用就可以提供不同的心輸出量；另外氧氣的吸入有賴呼吸系統，因此呼吸系統也是調控心率相當重要的因素。[1]

竇房結

　　竇房結是心臟起搏的源頭，離體的心臟在適當條件下仍然可以搏動，就是起因於竇房結特有的自動放電功能，早期評估病竇症候群的方法之一，是施打足夠量的交感神經和副交感神經抑制劑後，再觀察其心跳速率，藉以反映其基本的放電頻率是否過慢，進而判斷是否需要心臟節律器的輔助。[2-4]

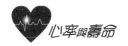

自律神經系統

　　神經系統可以分為中樞神經系統（Central Nervous System, CNS）和周邊神經系統（Peripheral Nervous System, PNS）兩大類。其中周邊神經系統再分為兩個主要的部份，體神經系統（somatic nervous system）與自律神經系統（antonomic nervous system，或稱自主神經系統）。

　　自律神經系統則包含了交感神經系統（sympathetic nervous system）、副交感神經系統（parasympathetic nervous system）及腸神經系統（enteric nervous system）。腸神經系統位於胃腸道壁，經由副交感神經與交感神經控制消化系統。自律神經系統主要功能在於調控內臟的平滑肌運動與內分泌腺體產生內分泌激素。[5]

　　自律神經系統自有一套運作模式，而有別於意志能直接控制的生理現象，例如你可以直接拿起一杯水；卻無法直接以意志控制你的心跳變快或變慢，像這種心率控制的內臟系統運作就有賴於自律神經系統，即使在你睡眠或無意識的狀態下，它依然運作如常。自律神經系統可以控制許多不同的生理系統，例如心臟循環、呼吸、消化、與泌尿系統、平滑肌、內分泌、和外分泌腺。

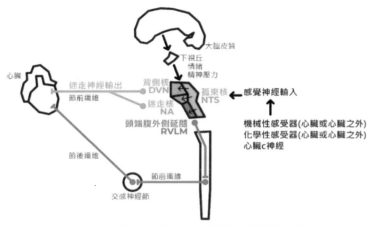

圖3-5 心率的自律神經調控中樞位於延髓

延髓的孤束核（nucleus tractus solitaries, NTS）接收來自心臟或動脈的機械性或化學性感受器、或心臟C神經纖維、或來自大腦皮質或下視丘的訊號，在延腦整合後，經由兩大自律神經系統，即副交感神經系統的背側核（**dorsal vagal nucleus, DVN**）和迷走核（ **nucleus ambiguous, NA**），以及交感神經系統的頭端腹外側延髓（ rostral ventrolateral medulla, RVLM）輸出訊號，最後到達標的器官，例如心臟、血管或其他內臟器官。

　　心率的自律神經調控中樞位於延髓（圖3-5），它位於腦幹最下端，而與脊髓相連，傳入此中樞的訊號分別來自各內臟器官或神經，例如（一）心臟的機械性感受器，在靠近腔靜脈和肺靜脈的交界處的左右心房中的機械性感受器，一旦靜脈回流增加或心肌收縮加強就會引起反射性的心搏加速（Bainbridge reflex, 班布里奇反射）；（二）心臟的化學性感受器，心臟本身也有化學性感受器偵測血液中氧氣及二氧化碳濃度，並將此訊息傳到心率的調控中樞，更神奇的是這種布局並不是只出現在心臟本身；（三）剛離開心臟通往身體各部分的主動脈弓及通往腦部的頸動

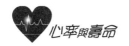

脈也都有機械性及化學性感受器，例如主動脈體、主動脈反射、頸動脈體、與頸動脈竇反射；（四）心臟的無髓C神經纖維中介的 Bezold–Jarisch 反射，它會造成心率變慢、血管擴張和低血壓現象，此種反射可以出現在許多生物活性化學物質時，例如尼古丁、辣椒素、緩激肽（bradykinin）、心鈉素（atrial natriuretic peptide）、前列腺素（prostanoids）、硝基血管擴張劑（nitrovasodilators）、血管張力素受體拮抗劑（angiotensin receptor antagonists）和血清素激動劑（serotonin agonists）的刺激，或某些病理生理反應，例如：嚴重出血和低血容量、心肌缺血、主動脈瓣狹窄的勞力性暈厥等等；（五）它也接受來自大腦皮質或下視丘所傳遞與情緒或心理壓力相關的神經訊息。

這些傳入的神經訊號會匯集到延髓的孤束核（nucleus tractus solitaries, NTS）整合後的輸出端則有副交感神經系統的背側核（**dorsal vagal nucleus, DVN**）和迷走核（**nucleus ambiguous, NA**），以及交感神經系統的頭端腹外側延髓（rostral ventrolateral medulla, RVLM）輸出訊號，最後到達標的器官例如心臟、血管或其他內臟器官。

這些傳入或傳出的神經纖維，學者特別稱之為植物性神經纖維，即有意與體神經系統之神經纖維可受意志控制而有所區別。自律神經傳遞至標的終端器官時，副交感神經末端會釋放神經傳遞物質乙醯膽鹼（acetylcholine, Ach），而交感神經末端則會釋放神經傳遞物質去甲腎上腺素（norepinephrine, NE, 或稱正

腎上腺素）來抑制或激化心臟的活性。交感神經和副交感神經系統產生的效應一般而言是相互對立的。面對壓力，例如老虎來的時候要快逃，此時交感神經系統立即啟動，除了由腎上腺髓質分泌腎上腺素動員之外，在局部的心血管系統也會促成心跳立即加速，去甲腎上腺素會與心肌細胞上的腎上腺素受體結合，透過增加心跳頻率和心臟收縮力來滿足身體要逃跑時，腿部骨骼肌需要許多能量的需求。相反的要休息睡覺的時候，副交感神經系統啟動，此時乙醯膽鹼的釋放，經由直接與心肌細胞上毒蕈鹼接受器及突觸後神經元的菸鹼受體接受器結合會使心臟收縮力下降與心跳變慢。[1,6-8]

呼吸

　　國中課本說一般人血壓是120/80毫米汞柱，心跳速率是每分鐘72下，這種描述基本上是一個平均值的概念，也就是說平均來講心跳是每分鐘72下，那為什麼不用心跳間期來描述心跳呢？通常醫師要測量病人心跳的時候，多半會用食指與中指按在病人手腕附近的橈骨動脈上（中醫則另外會加上無名指，又叫把脈），然後用手錶計時15秒鐘，看看這15秒鐘內手指總共感覺到多少次的橈骨動脈的搏動，然後乘以4，就會得到每分鐘的心跳數。當醫師把手指放在病人橈骨動脈上時，除非病人有心律不整，否則多半不會感覺病人的心跳會有不規律的現象；也就是說他會覺得心跳是滿規律的跳動，但是這種所謂的心跳規律性，是真的那麼

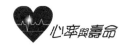

規律嗎？其實不盡然，利用精確的測量心電圖上R波位置得到的心跳間期，可以發現每跳之間都有些微的變化，甚至在某些狀態下這種感覺似規律的現象，也可以在感官的層次顯現出來，例如射擊或打靶時，當我們瞄準一個目標準備射擊的剎那，多半會有一個動作叫做停止呼吸，然後再射出或扣下板機，在做停止呼吸動作的時候，其實心跳就會有明顯的變慢的，那為什麼要讓心跳變慢呢？因為我們不希望射出或扣下板機的剎那，手的動作受到心臟搏動的影響，心臟的搏動不可避免地會讓身體與手產生些微的震動從而影響到瞄準的精確性。這種心跳是可以藉由呼吸來控制其快慢的現象，其實在日常生活中也可以感受到，例如我們自我測量脈搏時，如果做一個深且慢的呼吸，那麼在吸的階段心跳會比較快，而在呼的階段心跳就會變慢，這是一種呼吸與心跳間協同運作的典範，吸進氧氣慢或停止時，心跳基於沒有氧氣可供運送當然也就不需要太快，古人的龜息大法或許就是透過這種機制來運作的。

年輕人有一種常見的心律不整叫做呼吸性竇性心律不整（respiratory sinus arrhythmia, RSA）就是因為呼吸所造成的心跳的明顯不規則性，這是一種良性的心律不整，一般猜測是因為呼吸中樞的延髓呼吸神經元提供傳出信號與心臟迷走神經運動神經元的發生耦合所造成，[9] 呼吸性竇性心律不整程度也常被認為可以反映迷走神經的活性。[10] 至於呼吸可以調控心率的機制，一般認為在呼與吸的週期變化中，胸腔內的壓力也會隨著呼與吸

而呈現周期的變化，血管的壓力也因此也會隨著呼吸有週期性的
變化，此時血管上的壓力感受器會有快速反饋迴路形成的壓力反
射導致心率降低與血壓降低，此外也有學者認為呼吸會間接的透
過迷走神經和交感神經進而影響心率。[11,12]

在嚴重鬱血性心臟衰竭或腦傷的病人，有時會發生潮式呼
吸（Cheyne-Stokes respiration），這種呼吸模式是呼吸系統與心
臟系統交互作用的經典案例，這些病人由於心輸出量低以至於其
呼吸模式是非常深且快速的呼吸，這會導致過度換氣，以至於血
液中二氧化碳分壓逐漸下降，當腦幹偵測到血液中二氧化碳分壓
過低時，就會停止呼吸的驅動力，隨之而來的是呼吸變慢，甚至
呼吸暫停中斷，而停止呼吸後，因為血液中二氧化碳無法排出體
外，逐漸累積到過高程度時，呼吸中樞又會啟動過換氣過度模式
來排出血液中的二氧化碳，同時也會刺激交感神經的活性上升使
血壓上升與心跳變快，病人就在這種機制下呈現很特殊的週期性
潮式呼吸。[13]

內分泌系統

在調控生理恆定的兩大系統中，神經系統與內分泌系統呈
現截然不同的調控方式，神經系統就像是一個快速反應部隊，人
遇到獅子勢必拔腿狂奔，此時交感神經處於極高的狀態，因為不
快跑肯定沒命，演化的結果勢必是能夠啟動快速增加心輸出量以
便供應奔跑時肌肉能量需求的人才有機會活下來，但是其快速反

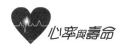

應持續的時間不可能也不會太久。相反的在內分泌系統則呈現另外一種慢而持續的模式來控制生理的恆定性，例如在心臟衰竭時，因為心室壁的張力、心室擴張、或是壓力增加，心室就會分泌B型利鈉利尿胜肽（B-type Natriuretic Peptide, BNP）來維持體液的平衡，它會拮抗腎激素-血管收縮素-腎上腺皮質素系統（renin-angiotensin-aldosterone system, RAAS）從而達到利鈉利尿與血管擴張的效果，另外也會抑制腎臟釋放腎素與腎上腺釋放腎上腺皮質素，這些賀爾蒙的交互作用不可避免地影響到心輸出量的兩大因素心率與心搏量（Stroke volume），[14-18] 目前專門針對賀爾蒙的心率效應研究不多且不易，因為其作用方式多端且複雜，例如皮質醇、雌激素、催產素都可能會影響心率的變異。[19-21]

參考文獻

1. Ernst G. Heart-rate variability—more than heart beats？ *Frontiers in Public Health.* 2017;5:240.

2. Jose AD, Collison D. The normal range and determinants of the intrinsic heart rate in man. *Cardiovascular Research.* 1970; 4:160-167.

3. Lien WP, Lee YS, Chang FZ, Lee SY, Chen CM, Tsai HC. The sick sinus syndrome: natural history of dysfunction of the sinoatrial node. *Chest.* 1977;72(5):628-634.

4. Lien WP, Chen JJ, Wu TL. Effect of atropine on escape mechanism of the subsidiary pacemakers in patients with dysfunction of the sinus node. *Jpn Circ J.* 1982;46(12): 1271-1280.

5. Esler M. Mental stress and human cardiovascular disease. *Neuroscience & Biobehavioral Reviews.* 2017;74:269-276.

6. Armour JA. Cardiac neuronal hierarchy in health and disease. *American Journal of Physiology-Regulatory, Integrative and Comparative Physiology.* 2004;287:R262-R271.

7. Johnson TA, Gray AL, Lauenstein JM, Newton SS, Massari VJ. Parasympathetic control of the heart. I. An interventriculo-septal ganglion is the major source of the vagal intracardiac innervation of the ventricles. *Journal of Applied Physiology.* 2004;96:2265-2272.

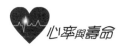

8. Thackeray JT, Bengel FM. PET imaging of the autonomic nervous system. PET imaging of the autonomic nervous system. *The Quarterly Journal of Nuclear Medicine and Molecular Imaging.* 2016;60:362-382.

9. Malpas SC. Neural influences on cardiovascular variability: possibilities and pitfalls. *American Journal of Physiology-Heart and Circulatory.* 2002;282:H6-H20.

10. Draghici AE, Taylor JA. The physiological basis and measurement of heart rate variability in humans. *Journal of Physiological Anthropology.* 2016;35:22. doi:10.1186/ s40101-016-0113-7

11. Brown TE, Beightol LA, Koh J, Eckberg DL. Important influence of respiration on human R-R interval power spectra is largely ignored. *Journal of Applied Physiology.* 1993;75:2310-2317.

12. Eckberg DL. The human respiratory gate. *The Journal of Physiology.* 2003;548:339-352.

13. Leung RS, Bradley TD. Respiratory modulation of heart rate and blood pressure during cheyne-stokes respiration. *Journal of Electrocardiology.* 2003;36:213-217.

14. Jensen KT, Eiskjaer H, Carstens J, Pedersen EB. Renal effects of brain natriuretic peptide in patients with congestive heart failure. *Clinical Science.* 1999;96:5-15.

15. Nishikimi T, Kuwahara K, Nakao K. Current biochemistry, molecular biology, and clinical relevance of natriuretic peptides. *Journal of Cardiology.* 2011;57:131-140.

16. Levin ER, Gardner DG, SamsonWK. Natriuretic peptides. *The New England Journal of Medicine.* 1998;339:321-328.

17. Brunner-La Rocca HP, Kaye DM, Woods RL, Hastings J, Esler MD. Effects of intravenous brain natriuretic peptide on regional sympathetic activity in patients with chronic heart failure as compared with healthy control subjects. *Journal of the American College of Cardiology.* 2001;37:1221-1227.

18. Holmes SJ, Espiner EA, Richards AM, Yandle TG, Frampton C. Renal, endocrine, and hemodynamic effects of human brain natriuretic peptide in normal man. *The Journal of Clinical Endocrinology & Metabolism.* 1993;76:91-96.

19. Saeki Y, Atogami F, Takahashi K, Yoshizawa T. Reflex control of autonomic function induced by posture change during the menstrual cycle. *Journal of the Autonomic Nervous System.* 1997; 66:69-74.

20. Sato N, Miyake S. Cardiovascular reactivity to mental stress: relationshipwith menstrual cycle and gender. *Journal of Physiological Anthropology and Applied Human Science.* 2004;23: 215-223.

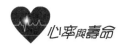

21. Kemp AH, Quintana DS, Kuhnert RL, Griffiths K, Hickie IB, Guastella AJ. Oxytocin increases heart rate variability in humans at rest: implications for social approach-related motivation and capacity for social engagement. *PLoS One*. 2012;7:e44014. doi:10.1371/journal.pone.0044014

3.3 評估自律神經功能之方法

　　直接評估自律神經的方法有兩種，[1] 即臨床顯微神經放電記錄圖與去甲腎上腺素濃度測量，由於其侵襲性與操作複雜，多半僅有研究上之用途。一般臨床上評估自律神經功能之方法有壓力反射敏感度（Baroreflex sensitivity）、床邊自律神經功能測試（Valsalva動作、傾斜床測試）及心率變異度（heart rate variability, HRV），[2] 壓力反射靈敏度是測量壓力變化時，心率的變化程度，而製造壓力變化的方法可以用藥物例如甲型阻斷劑、Valsalva 動作、頸腔技術（提供頸動脈壓力感受器的選擇性操作）以及自發性血壓變異所造成的心跳間期的變異分析。其中Valsalva 動作或傾斜床測試是用以測試這些動作所造成的心跳、血壓、及症狀上的變化，心率變異度則是一種藉由心跳間期的精確量測，經過運算之後，去回推自律神經活性的技術。

　　如果說交感神經與副交感神經系統，可以調控心跳，而造成心跳間期的變化，那麼理論上就可以透過心跳間期的計算，再回歸分析找出交感神經與副交感神經的活性的大小；但是在我們人體的感官層次上，很難去感覺或者定量出來心跳間期的變化程度。所以在量測生命徵象的心跳數時，我們多半用平均心率來描述人的生理或病理狀態，基本上還是一個不得已而最常見的方法。但是隨著科技的進步，如果我們測量心率或者心跳間期的精細程度可以到一個毫秒那麼精確，那麼每一個心跳間期的數值就

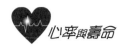

不會是一個固定數值了，一般而言心跳間期的數值差異大概在數十個毫秒。如果記錄5分鐘的心電圖，那麼對於一個平均心跳是72下的人，大概你就會收集到300多跳的心跳間期，我們就可以算出他的平均值，從而計算出平均每分鐘心跳數是多少？進一步也可以算出這300多個數值的變異度，變異度的重要性在哪裡呢？例如我們除了想了解國民平均所得之外，若想要知道貧富不均程度，那就只有計算國民所得的變異度才能一窺究竟了，又如實施常態分班與能力分班的班級，或許平均分數相同，但在能力分班的班級，其學業成績的變異度一定會比較小。

　　心率會有週期性的變化，此現象早在十八世紀即曾被有系統地研究過。[3] 雖然心率變異度早為世人所知，但是這種變異度經常被當成雜訊（noise）來處理，所以醫師們常用平均心率來表示病人的心率，這種方法基本上是把變異度忽略掉，也就是把它平均一下，得到一個平均數，來描述這些經常在變化的數值，這種作法若非電腦的出現，大概也不會改變。早期曾有紐西蘭的學者曾經計算入住加護病房的急性心肌梗塞病人，結果發現心率變異度大者，其預後比心率變異度小者為佳，隨著精確計算心跳間期能力的提升與引進數學與物理上處理數據的模式，心率變異度的研究也蔚為風潮，心臟醫學的經典教科書 *Braunwald, Heart disease-A textbook of Cardiovascular Medicine 5th edition* (1997)，尚未將心率變異度列於索引中，但是在2001出版的6th edition 則已列入。

　　比較早期的心率變異度研究比較集中在時域分析法，包括
統計法與幾何法，分別介紹如下。[4]

時域分析法

★統計法

　　是將收集到的心跳間期數值作統計學的計算，例如

1. 心跳間期的標準差（Standard deviation of the average NN intervals, SDNN）：RR間期的標準差，即變異數（Variance）的開平方，由於數學上變異數等於頻譜分析時的總功率，而變異數又隨著計算的RR間期的增加而遞增，所以如果比較不同長度時段的標準差會有比較基準不一的缺點，目前建議的比較基準是5分鐘或24小時。

2. 心跳間期的變異係數（Coefficient of variation, CV）：這是把心跳間期的標準差，除以平均心跳間期，用以校正因為心跳快慢所造成的變異度，這種校正方法類似處理肥胖的指標一樣，因為身高較高的人通常體重也比較重，所以肥胖通常不會以體重為指標，而改以身體質量指數（Body mass index, BMI），也就是以身高的平方校正後的數值為指標。

3. 平均心跳間期的標準差（Standard deviation of the average NN intervals, SDANN）：先計算短時間的（通常是5分鐘）平均心跳間期，再去計算標準偏差，以此來估計較長時間的心率變異度。

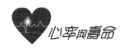

4. SDNN index：先計算每5分鐘所得的標準偏差，再求其平均值，以此來估計短時間的心率變異度。

5. RMSSD：相間心跳間期差值平方的均方根。

6. NN50：相隔心跳間期差值超過50毫秒的個數。

7. PNN50：相鄰心跳間值差值超過50毫秒的比例。

　　其中5-7均屬於短期的變異度指標，用以估計心率變異度中高頻的變異，此三者間呈高度的相關性。

　　當然這麼多指標就代表沒有唯一的好指標，各個指標都有其優缺點與適用上的限制，利用或解讀時應該加以注意。

★幾何法

　　將收集的心跳間期數列以作圖的方法畫出幾何型態，好處是可以訴諸於直觀的感覺，例如心跳間期的分佈密度，相鄰心跳間期差值的分佈密度，心跳間期的羅倫茲圖（Lorenz plot），甚至再根據幾何型態算出各種參數，一般有三種方法：（1）幾何型態的基本測量，如半高寬。（2）以數學方法來做逼近，例如以三角形來逼近分佈密度圖或以指數曲線來逼近分佈密度的微分圖，再據以計算不同的參數。（3）將羅倫茲圖分成各種型態，如橢圓形、線性、三角形。

1. HRV trianguler index：即分佈密度最大處的RR間期個數除以所有的RR間期個數，此數值與橫座標的間隔有關，若非8毫秒的間隔需特別加以註明，便於比較。

2. TINN（Triangular Interpolation of NN intervals）：即三角形的底寬。此二者均為整個24小時的心率變異度指標，受低頻的影響比高頻的影響還大，幾何法的優點為對RR間期數列的品質不太敏感，缺點是須較為多的RR間期來建構幾何型態（通常至少20分鐘，一般是24小時），因此用幾何法無法評估心率變異度的短期變化。

3. 心跳間期的羅倫茲圖（Lorenz plot）：這種作圖法是仿效物理學上描述運動系統時，以位置與其相對的速度為座標軸來描述運動的狀態，在心率變異度的分析中，則是以某一心跳間期為X軸數值及其下一個心跳間期為Y軸數值，再點出所有的心跳間期後得到的圖。

　　時域分析法有一個很大的極限，就是沒辦法進一部探討造成變異度的原因或機轉是甚麼？

　　試想我們由高速公路從台北開車到高雄，你從碼表可以得到每一個時間點的行車速度，一路下來你很容易可以算出平均車速或車速變異度，但是如果你想進一步了解車速變化的原因及其相對貢獻度，時域分析法顯然無法進一步提供解答，假設影響車速有三個原因分別為收費站、測速照相、與打瞌睡，如果有每一個時間點的行車速度，如何量化出這三個原因貢獻於車速變異度的大小呢？引進數學上的頻率分析法，例如快速傅立葉轉換或自動回歸模型分析，就可以提供一些解答。

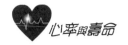

頻域分析法

在頻域分析方法中最常用的是快速傅立葉轉換，[5] 它可以把每一個時間點上的行車速度（X軸是時間、Y軸是車速）轉換為每一個頻率點上的相對行車速度變異（X軸是頻率、Y軸是相對行車速度變異），其中時間與頻率是互為倒數。

所以在心率變異度頻域分析所得到的就是每一個頻率點上的相對心率變異，如果某一種因素 （例如交感神經或副交感神經活性）週期性地影響心率且造成心率的變異，那麼這些因素影響的相對程度或大小就可以經由運算而推估出來了。

由於影響心率的因素多端且複雜，所得到的頻譜不會是平滑的曲線或有明顯的波峰，所以也很難斬釘截鐵地定出交感神經或副交感神經活性，所以用竇房結有固定放電頻率而交感神經或副交感神經活性微調的模式理解心率變異度再回推交感神經或副交感神經活性本就會存在一定的誤差或不確定性。那早期的學者是如何定出交感神經或副交感神經影響的頻率位置或範圍呢？主要是靠藥物的實驗，藉由打入副交感神經抑制劑前後頻譜的變化就可以推算出副交感神經的活性，同理再打入交感神經抑制劑可以推算出交感神經的活性，結果發現在功率頻譜曲線通常可以發現兩個明顯的波峰，即在0.15到0.40赫茲的高頻處，由副交感神經調控的波峰，以及在0.04到0.15赫茲處，由副交感神經及交感神經同時調控的低頻波峰。所以一般以高頻功率比（＝100 x高頻

功率/總功率）做為副交感神經活性的指標，低頻功率比（= 100 x 低頻功率/總功率）為交感與副交感神經共同調控的指標，而低高頻功率比（= 低頻功率/高頻功率）為交感-副交感神經活性平衡的指標。

另外一種頻域分析方法叫做自動迴歸分析法，基本上它是先設定好會影響心率變異的頻率點或區段，再用迴歸分析的方法計算其所造成的相對貢獻或功率。

圖3-6是甲乙兩名受測者的心率變異度分析的結果，甲乙兩人的心跳雖然差不多，但是甲受測者的時域指標，包括心跳間期的標準差、心跳間期的變異係數、相間心跳間期差值平方的均方根、相鄰心跳間值差值超過50毫秒的比例均較乙為高，頻域指標中甲受測者的高頻功率、低頻功率、與高頻功率比較高；而低頻功率比、低高頻功率比較低，另外心跳間期的羅倫茲圖可以發現甲受測者的心跳間期分布範圍較寬，顯然甲受測者的心率變異度較大且副交感神經活性較高。

非線性法

由於影響心率的因素多端且複雜，基本上很難用簡單的數學模型來描述，因此除了上述的時域與頻域分析法之外，也有許多學者引進非線性分析法。例如傅立葉頻譜的1/f尺度，H尺度指標和coarse graining spectral analysis（CGSA）均曾被使用過，在數值的呈現方面，Poincaré sections，low-dimension attractor

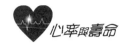

plots，singular value decomposition 和attractor trajectories均曾報告過，其他的定量指標還包括D_2 correlation dimension，Lyapunov exponents和Kolmogorov entrory。學理上而言，這些方法在各種不同複雜系統中都是很強的工具，都可以提供有趣的觀點，但是應用於生物醫學，包括在心率變異度分析方面尚無重大突破，且無系統性的大規模研究。非線性分析法是心率變異度評估法中甚具潛力的工具，但目前尚未標準化，使用於生理學或臨床研究之前，尚待更多資料確認。

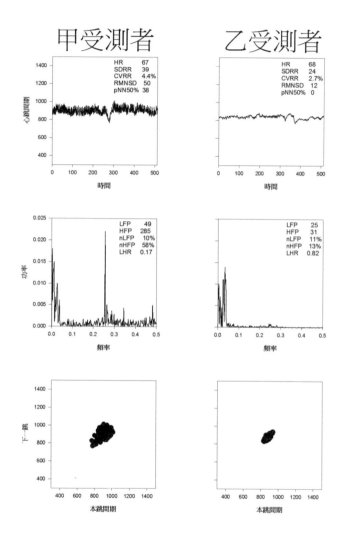

圖3-6 甲乙兩名受測者的不同心率變異度指標，包括心跳間期
記錄圖（上）、心跳間期頻譜圖（中）、與心跳間期羅倫茲圖（下）。甲乙
兩人的心跳速率雖然差不多，但是甲的心率變異度時域指標均較乙為高，心
率變異度的頻域指標傾向高頻優勢，心跳間期的羅倫茲圖分布範圍較寬，顯
然甲有較大心率變異度與副交感神經活性優勢。HR=心率；SDRR=心跳間期

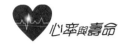
心率與壽命

的標準差；CVRR=心跳間期的變異係數；RMDSD=相間心跳間期差值平方的均方根；pNN50%=相鄰心跳間值差值超過50毫秒的比例；LFP=低頻功率；HFP=高頻功率；nLFP=低頻功率比；nHFP=高頻功率比；LHR=低高頻功率比。

參考文獻

1. Esler M. Mental stress and human cardiovascular disease. *Neuroscience & Biobehavioral Reviews*. 2017;74:269-276.

2. Goldberger AL, Phyllis KS. "Evaluation of heart rate variability." UpToDate [cited 02.09. 2018]. Available from URL:https://www.uptodate.com/contents/evaluation-of-heart-rate-variability (2015).

3. Hales S. Statistical Essays Vol II. Haemostaticks. London: Innings & Manby & Woodward, 1933.

4. Task Force of the European Society of Cardiology and the North American Society of Pacing and Electrophysiology. Heart rate variability standards of measurement, physiological interpretation, and clinical use. *Circulation*.1996; 93:1043-1065.

5. Akselrod S, Gordon D, Ubel FA, Shannon DC, Barger AC, Cohen RJ. Power spectrum analysis of heart rate fluctuation:a quantitative probe of beat-to-beat cardiovascular control. *Science.* 1981; 213:220-222.

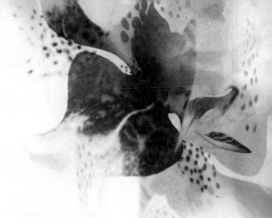

4.

從心率之調控談養生之道

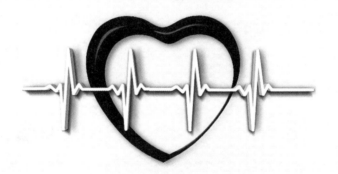

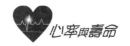

4.1 臥姿

4.1.1 佛教對臥姿的主張

在古文物中對臥姿著墨最多的就算是佛教了，佛的雕像以躺位出現時，無一例外均是以躺右側臥的姿勢出現（圖4-1）。例如敦煌莫高窟第一五八窟的「涅槃像」，它位在敦煌城東南約二十六公里的鳴沙山，建於唐朝代宗中大曆十一年，像長達十六公尺，佛涅槃時呈現右側臥姿，繞佛侍立的「七十二弟子」中，有菩薩、天龍八部、十大弟子和各國各族徒眾。另外在泰國或緬甸，這些佛教盛行的國家也有許多右側臥佛的雕像；而民間供奉的臥姿雕像中，例如上海玉佛寺、北平臥佛寺、或高雄佛光山玉佛殿也一律是右側臥姿，難道這是偶然的結果嗎？應該不是，因為從佛教的經典可以發現這是佛教對於臥姿的特殊規範。佛教要求比丘和比丘尼於日常生活起居的動作須謹慎，禁止放逸與懈怠，以保持嚴肅與莊重，所以在行、住、坐、臥方面有「行如風、坐如鐘、立如松、臥如弓」的準則，既然要臥如弓，就不會是仰臥或趴臥，例如大比丘三千威儀卷上記載：「臥有五事，一者當頭首向佛，二者不得臥視佛，三者不得雙申兩足，四者不得向壁臥，亦不得伏臥，五者不得堅兩膝更上下足，要當枕手撿兩足累兩膝」，由此可以看出，要能枕手撿兩足累兩膝勢必要側臥，但是此處佛經並未指出應該採用右側臥還是左側臥。那到底是右側臥或左側臥才符合規範？

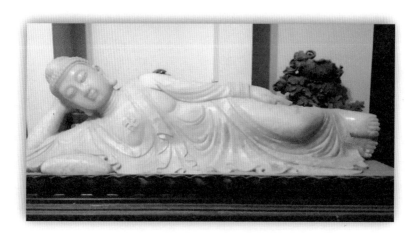

圖4-1 臥佛石雕（駱惠銘收藏）

依照佛說長阿含經卷第三，遊行經第二中：「爾時世尊自四牒僧伽梨偃右腋如師子王，累足而臥」，此處說明世尊本人臥時是採取右側臥的。

另外中阿含卷二十長壽王品，長老上尊睡眠經第十二，第二小土城誦：「若汝睡眠故不滅者，大目犍連，當還入室，四疊優多羅僧以敷床上，襞僧伽梨作枕右側而臥，足足相累，心作明想，立正念正智常欲起想」，此處說明不易入睡時，在身體臥姿上應當採取右側臥。

至於對各種臥姿做最清楚論述的應該是摩訶僧祇律卷三十五：「……佛住舍衛城，爾時六群比丘，伏臥、仰臥、左側臥，諸比丘以是因緣往白世尊，佛言：呼是比丘來。來已問言，汝實爾不，答言實爾。佛言：從今以後，當如是臥。云何臥，不聽餓

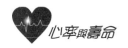

鬼臥，不聽阿脩羅臥，不聽貪欲人臥，若仰向者阿脩羅臥，覆地者餓鬼臥，左側臥者貪欲人臥，比丘應如師子獸王顧身臥。敷時不聽左敷應右敷；頭向衣架，不得以腳向；和上阿闍梨長老比丘，不得初夜便唱言噓極而臥。當正思惟自業，至中夜乃臥，以右側著下如師子王臥，累兩腳，合口舌柱上斷，枕右手舒左手順身上，不捨念慧思惟起想，不得眠至日出，至後夜當起，正坐思惟己業，若夜惡眠不自覺轉者無罪，若老病、若右側有癰瘡無罪，比丘臥法應如是，若不如是，越威儀法也。……」。

　　因此，根據佛經的說法[1]，仰臥為阿脩羅之臥法，伏臥為餓鬼之臥法，左側臥為貪欲人之臥法，三者均應制止，僅准許右側臥，但若有惡眠、老病、右側癰瘡者，則不在此限。右側臥又稱師子王臥，師（獅）子是一切獸中之王，勇悍堅猛最為第一，所以修行之人也當修習覺寤瑜珈，睡覺時學習師子王臥，發勤精進勇悍堅猛。

4.1.2 道教對臥姿的主張

　　眾所周知中國本土的道教非常重視養生之道，歷代道家的著作中所主張的臥姿與佛教的主張有許多共同之處，就是都主張不可採仰臥或趴臥的姿勢，而應採取側臥姿勢；但道家對於應採左側臥或右側臥，則無定論。有主張要輪流採取左側臥與右側臥兩種姿勢者；有主張要採側臥，但沒明言左側臥或右側臥者；也有主張要右側臥者。老人則被道家認為不宜採右側臥姿，這點倒

是與佛教認為老病者不要右側臥有共同之處。另外道家主張孕婦也不要採右側臥姿，這點也與現代醫學有相同的看法。

南朝梁陶弘景所著的《養性延命錄》是道教經典中第一次對養生術的整理大總結。其中第三篇的「雜誡忌禳害祈善」對日常衣食住行、坐臥起居提出具體的規範，其中對臥眠的講法如下：「凡人睡，欲得屈膝側臥，益人氣力。凡臥，欲得數轉側，微語笑，欲令至少語，莫令聲高大。春欲得晏臥早起，夏秋欲得侵夜臥早起，冬欲得早臥晏起，皆有所益。」可見陶弘景主張睡時採屈膝側臥的姿勢，而且要輪流採用左側臥及右側臥。

唐朝孫思邈是養生集大成的總結者。孫思邈《千金翼方》[2]卷十二「養性」中的養性禁忌第一提及：「慎勿床上仰臥大凶，臥伏地大凶，飽食伏地大凶，以匙筋擊盤大凶。……臥欲得數轉側。」因此孫思邈也不主張仰臥與趴臥，尤其是在飽食之後，而主張臥時，應輪流採用左側臥及右側臥。此外，孫思邈在《備急千金要方》[3]也說：「屈膝側臥，益人氣力，勝正偃臥，按孔子不尸臥，故曰睡不厭踧，覺不厭舒。凡人野睡則有鬼痛魔邪。凡眠先臥心後臥眼。人臥一夜當作五度反覆常逐更轉。」顯然孫思邈主張不可仰臥，不可趴睡，而要側臥，因為屈膝側臥比仰臥好，可以益人氣力。孫思邈同時主張要輪流側左或側右臥，反覆五次，不宜同一姿勢到天亮。至於左側臥或右側臥何者為佳，則未有特定的說法。一夜要五次輪流左側臥或右側臥的說法，與現代醫學對於未能隨意翻身的意識障礙或腦中風病患，要每隔兩個

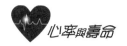

小時予以翻身一次的說法相近。

民間傳說中，也有武當派的「中和功」也提到睡臥有二十四不宜：「……睡時勿仰臥、睡時勿掩面、孕勿右側臥、睡時勿憂慮、孕婦勿夜啼、孕婦勿臥功、睡前勿進食、童子勿趴睡」。由此可知武當派主張睡時不可仰臥，似乎道教著作或民傳說對於要右側臥或左側臥並無定論。

但是宋朝張君房曾撰《雲笈七籤》[4]，該書收集歷代道教的經典與文獻資料，其中卷四十三「存思」的『老君存思圖十八篇』中「臥朝存思」第十一寫道：「臥之為法，勿正仰如尸，當側傍檢體，莫恣縱四肢，不可高枕，三寸許耳，香藥為枕，無用惡木，冷溧穢臭，衝犯泥丸，雖行途，權假常宜防之。臥起咒願善念存心，心存朝禮時，不可闕闋礙公，私後皆懺悔也。」，此處很清楚地指出睡時臥姿不可採取仰臥姿勢，而應採用側臥。

到了清朝尹真人所撰的《性命圭旨》[5]亨集有「行立坐臥四禪圖」，其中的「臥禪圖」所示的臥姿是屈膝右側臥。「太上老君大存思圖」與《性命規旨》的文字敘述雖未特定側臥時以何者為優，但是所附之圖都碰巧是右側臥姿，究竟是巧合或有意如此？

4.1.3 利用心率變異度分析法所做的臥姿研究

我們都知道心臟的跳動是身體相當敏感的指標，例如生氣或是身體處於壓力狀態時，心跳就會加速，但是對於不同臥姿時

的心率變化，可能由於變化不大或是這種指標不夠敏感，因此右側臥這種佛規範，一直沒有醫學上的研究證實它。既然心率變異度分析法具有簡單、敏感、對身體沒有傷害性的好處，恰好是用來研究不同臥姿時的生理效應的最好工具，身體姿勢的變化時的自律神經系統的敏感變化可以表現於心率變異度，其非侵襲性的特點可以使受測者在其自律神經系統活性不被干擾的情況下接受檢查，而且具有可以定量和分辨交感神經與副交感神經活性的特點，可以提供比較與後續追蹤的基礎。如果右側臥的臥姿具有提升副交感神經活性的作用，則這種生理性的副交感神經活性加強法，就值得推薦於需要提升副交感神經活性的病人。因為如何提升副交感神經活性是許副交感神經活性多學者們努力的目標，其中運動與藥物的方法是廣被研究的兩種方式。然而運動必須病人的配合，藥物也會有安全性與耐受性的顧慮。如果只要透過特殊體位就能提升副交感神經活性，無疑值得推薦於疾病的輔助治療。

我們曾經徵求健康的年輕大學生為受測者，比較仰臥、右側臥與左側臥的三種臥姿的心率變異度[6]，結果發現雖然這三種臥姿的心率並無明顯差異，但是右側臥時高頻功率比最大，而其低頻功率比和低高頻功率比最小，這表示右側臥時會有最高的副交感神經活性與最低的交感神經活性。這種在年輕人所存在的右側臥副交感神經活性優勢，在沒有心臟病的老人、冠狀動脈疾病病人以及發生急性心肌梗塞的病人也有相同的效果。[7, 8] 當臥姿

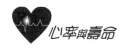

由仰臥或左側臥轉為右側臥時，副交感神經活性指標的上升率在冠狀動脈疾病病人比冠狀動脈攝影正常的病人來得大，而且在冠狀動脈疾病的病人中，在仰臥或左側臥時，其副交感神經活性越低者，在轉為右側臥後，所導致的副交感神經活性上升比率越大，由於副交感神經活性的下降程度通常與血管攝影時的狹窄程度有正相關的關係，因此對於嚴重的冠狀動脈疾病病人，右側臥值得被推薦以增強其副交感神經活性。

在急性心肌梗塞病人不同臥姿的心率變異度研究方面，無論是否使用乙型阻斷劑，在右側臥時均有最高的副交感神經活性與最低的交感神經活性，而在臥姿由仰臥變為右側臥時，副交感神經活性上升的比率在急性心肌梗塞病人最明顯，而冠狀動脈病人次之，在冠狀動脈攝影正常的病人最低，而且高頻功率比右側臥/仰臥與仰臥時的高頻功率比呈負相關，這表示由於變化臥姿所造成的副交感神經活性加強效應在副交感神經活性愈低者愈明顯，其中急性心肌梗塞病人的斜率最大，冠狀動脈疾病病人次之，而冠狀動脈攝影正常的病人最小，這些結果表示，右側臥對於急性心肌梗塞病人所帶來的好處大於冠狀動脈疾病病人與冠狀動脈攝影正常的病人，而且在急性心肌梗塞病人中，其原來仰臥時的副交感神經活性愈低者，改採右側臥時的副交感神經活性加強效應愈顯著。

這種右側臥副交感神經優勢的可能機轉，尚無定論，或者與右側臥時，心臟的位置比起病人左側臥或仰臥時，處於較高的

位置，在此位置要把血液送到全身各處，所需耗費的能量應該是較低的，再則右心房的解剖位置是比較靠胸腔的右側，所以病人採取右側臥時，右心房的位置會比採取左側臥或仰臥時來的低，低位的心房應有助於靜脈的回流，進而使心臟回流量上升，上述兩個因素均可能使右側臥時有較高的副交感神經活性與較低的交感神經活性。

4.1.4 孕婦

有婦產科醫師發現懷孕三十週以上的住院孕婦，睡眠時的臥姿大部分是採取左側臥（佔77%），而右側臥者佔21%，仰臥者佔2%，[9] 這可能是與左側臥時主動脈與下腔靜脈受到子宮的壓迫比較輕微，因此懷孕末期的孕婦常不自主的採取左側臥有關。因此一般會建議在某些易因低血壓而影響到正常循環調控的情況，應避免採取容易引起嚴重主動脈與下腔靜脈受到子宮壓迫的臥姿，例如局部麻醉、生產時、胎兒血液採檢或全身麻醉時，以免腹主動脈與下腔靜脈會受到子宮的壓迫而發生危險。[10, 11]於1986年英國高血壓學會也曾建議，測量懷孕婦女的血壓時應該避免容易引起主動脈與下腔靜脈受到子宮壓迫的仰臥與右側臥，而應採取左側臥。[12] 在懷孕末期的孕婦急救時，也應該採取左側臥的姿勢，因為隨著子宮在整個懷孕期間漸漸變大，骨盆和腹部內的血管可能會受到壓迫，尤其是當病人仰臥時最為明顯。尤其下腔靜脈受壓可減少母體靜脈回流並將心輸出量從 10% 降低

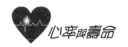

至 30%。進而導致仰臥低血壓症候群，會發生低血壓、心搏過速、頭暈、臉色蒼白、噁心等現象。甚至為了怕腹部血管的壓縮會影響藥物通過橫隔膜下方部位的血管內輸送，在建立靜脈通路時也應避免使用股靜脈部位，而改用橫隔膜上方部位的血管通路。

　　從懷孕末期的孕婦三種不同臥姿時的心率變異度研究中[13]，我們發現懷孕末期的孕婦，高頻功率比在仰臥時顯著低於右側臥與左側臥時，低高頻功率比則以仰臥時最大、右側臥次之、左側臥為最小。這種左側臥優勢現象可能與主動脈與下腔靜脈受到較大的壓迫有關，因為下腔靜脈的解剖位置是位於腹腔的右半部。因此漲大的子宮在仰臥與右側臥時會產生比左側臥時更大的壓迫，從而使靜脈回流與心輸出量因此下降較多，為了代償較大的靜脈回流與心輸出量的下降，交感神經活性在這兩種臥姿時因此上升較多，而副交感神經活性則下降較多。

　　如果孕婦的自律神經活性變化可以用主動脈與下腔靜脈受子宮壓迫所造成的靜脈回流與心輸出量的下降來解釋，則非懷孕婦女在右側臥時的副交感神經活性變化或許也可以用同樣的機轉來解釋，因為在右側臥時，心臟的解剖位置比仰臥與左側臥時的心臟解剖位置來得高，因此由於重力的效應，心臟要把血液推進到血管系統在右側臥時會比較容易，同時由於右心房與下腔靜脈是右側的構造，所以右側臥時的靜脈回流在右側臥時也會比較容易。由於右側臥時的心臟負荷減少與靜脈回流的增加使非懷孕婦

女心臟的交感神經活性下降，而副交感神經活性上升。

　　懷孕末期的孕婦所表現的高交感神經活性與低副交感神經活性，在生產後三個月就回到正常範圍，而且右側臥優勢現象也回復。[14] 生產後自律神經失調的正常化應與主動脈與下腔靜脈壓迫的解除有關。因為產後的心率變異度各項指標與未懷孕婦女均無明顯差異，這表示生產後自律神經系統的失調現象可以恢復正常。而且代表副交感神經的高頻功率比與代表交感—副交感神經平衡狀態的低高頻功率比的變化百分比均是在左側臥時最小，這表示左側臥時的自律神經系統活性是最不受產出胎兒的影響，而由於主動脈與下腔靜脈受子宮的壓迫在仰臥與右側臥的較嚴重，在左側臥時較輕微，因此解除仰臥與右側臥時的嚴重主動脈與下腔靜脈受子宮壓迫應該是造成產後此兩種臥姿自律神經活性有較明顯大幅度恢復的原因。

　　民間傳說中，武當派的「中和功」的睡臥有二十四不宜，其中有「孕勿右側臥」的說法，應該是有些科學根據的精密觀察結果。在敦煌莫高窟第329窟的〈乘象入胎圖〉是描寫佛祖釋迦牟尼降生的故事，此圖描寫摩耶夫人夜夢菩薩乘白象前來投胎的情節。在古印度迦毗羅衛國國王淨飯王和王后摩耶夫人多年膝下無子，常為無人繼承王位而煩惱，有一天，摩耶夫人在夢中看見空中有菩薩乘白象而來，從她的右脅進入腹中。後來摩耶夫人生下悉達多，他便是佛教的創始人釋迦牟尼。如果要從右脅進入腹中勢必只能左側臥。另外在一個名為聖嬰之泉的淺浮雕象中，釋

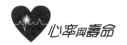

迦牟尼的母親也的確是挺著大肚子採取左側臥姿，其實不只佛教如此，在基督教的聖母瑪麗亞大肚子的雕像也多呈現左側臥的姿勢，這些作品的呈現應該不是偶然的巧合，而是有意的安排。

4.1.5 嬰兒

嬰兒的躺位應該如何呢？安全是嬰兒躺位首先要考慮的因素，其主要原因是避免嬰兒猝死症候群的發生。目前的建議是仰臥，避免側臥及俯臥，嬰兒猝死症候群最早於1980年代紐西蘭的流行病學調查，當時發現趴臥是嬰兒猝死症候群的的危險因素之一。[15] 之後1992年開始建議不要趴臥，也得到嬰兒猝死大幅減少的成果。[16] 針對嬰兒臥姿古人的觀察又是如何呢？在孫思邈所序的《衛濟真詮》[17]，卷三〈保嬰篇〉曾有「嬰兒睡臥宜放平正。不可敧側。致有骨曲面偏之弊。」據此孫思邈對嬰兒的臥姿主張應該是仰臥而不是側臥，只是其目的究竟是單為骨頭彎曲臉面不正或兼有預防嬰兒猝死就不得而知了。除此之外武當派的〈中和功〉也提到睡臥有二十四不宜的「童子勿趴睡」的觀察也與目前的醫學建議不謀而合。

至於避免趴臥或側臥的可能原因，一般認為出生三、四個月內的小嬰兒，因為本身肌肉力量不足，尤其是控制頭部轉動的頸部肌肉較弱，而幼兒的頭部相對於身體都比較大，怕睡夢中驚醒的神經反應不佳，一旦口鼻被外物掩蓋時，不容易靠自己的力量把臉移開，幼兒全身就會癱軟無力而呼吸停止，導致窒息；而

在仰睡時，食道在氣管的下方，吐奶逆流的液體因重力往下方透過吞咽進入食道，並不會有引起嗆到或窒息的問題。當然任何容易造成嬰兒呼吸道阻塞的因素也都應該避免，例如嬰兒床不可以有任何鬆軟物件、嬰兒床應堅硬並蓋以被單、 嬰兒不宜配戴平安符或項鍊、或奶瓶不可直接塞在嬰兒口中入睡。

4.1.6 老病

懷孕末期的孕婦或嬰兒的臥姿由於生理特性的考量而應採取左側臥或仰臥。右側臥副交感神經活性優勢在老年人、冠狀動脈疾病的病人與發生急性心肌梗塞的病人也普遍存在而值得推薦為適當的臥姿。然而值得注意的是這種規則未必適用於所有人，例如在這些研究中也發現有些人並無右側臥副交感神經優勢的現象。尤其是心率較低的年輕人，[18] 多半其副交感神經活性已高，改採右側臥時未必能再近一步提升其副交感神經活性，另一方面疾病的因素或伴隨的藥物本身可能都有直接或間接的自律神經效應，也會使右側臥副交感神經優勢原則不適用，因此在採取為生活中規範時，自身的舒適程度也是重要的依據，例如在早期哈里森的《內科學原理》這本最權威的經典內科學教科書有關心臟衰竭的病人發生肋膜腔積液時以右側為多，書上並未解釋造成這種現象的原因，我們猜測就是因為病人於躺臥姿勢時多半會自動地多採取右側臥這種讓他比較舒適的臥姿，從而導致肋膜腔積液多於右側。這種現象似乎可以用右側臥副交感神經活性優勢來

解釋；但是在氣喘病或慢性肺阻塞肺疾治療時常需要使用交感神經刺激劑或副交感神經抑制劑，此時右側臥是否為適當的躺位則不無疑問，在沒有醫學明顯證據或共識前，依據自身感受適當調整或許是較好的準則。

參考文獻

1. Taisho Shinshu Daizokyo（大正新修大藏經）

2. 孫思邈。千金翼方。蕭天石主編。道藏精華 第一集之七。台北縣新店市：自由出版社，1992年，頁141

3. 孫思邈。備急千金要方。景印文淵閣四庫全書・子部四一醫家類，第735冊。台北市：台灣商務印書館，頁831

4. 張君房。雲笈七籤。王雲五 主編。四部叢刊 初編縮本（第三二冊）。台北市：台灣商務印書館，頁304

4. 尹真人。性命規旨。蕭天石主編。道藏精華 第一集之三。台北縣新店市：自由出版社，1992年，頁200

6. Chen GY, Kuo CD. The effect of the lateral decubitus position on vagal tone. *Anaesthesia.* 1997;52:653-657.

7. Kuo CD, Chen GY. Comparison of three recumbent positions on vagal and sympathetic modulation using spectral heart rate variability in patients with coronary artery disease. *American Journal of Cardiology.* 1998;81:392-396.

8. Kuo CD, Chen GY, Lo HM. Effect of different recumbent position on spectral indices of autonomic modulation of the heart during the acute phase of myocardial infarction. *Critical Care Medicine.* 2000;28:1283-1289.

9. Mills GH, Chaffe AG. Sleeping positions adopted by pregnant

women of more than 30 weeks gestation. *Anaesthesia.* 1994;49:249-250.

10. Carrie LES. A plea for lateral thinking by obstetric anaesthetists. *Anaesthesia.* 1989;44:444.

11. Goodlin RC. Importance of the lateral position during labor. *Obstetrics & Gynecology.* 1971;37:698-701.

12. Petrie JC, O'Brien ET, Littler WA, de Swiet M. Recommendations on blood pressure measurement. *British Medical Journal.* 1986;293:611-615.

13. Kuo CD, Chen GY, Yang MJ, Tsai YS. The Effect of positions on autonomic nervous activity in late pregnancy. *Anaesthesia.* 1997;52:1161-1165.

14. Chen GY, Kuo CD, Yang MJ, Lo HM, Tsai YS. Return of autonomic nervous activity after delivery: the role of aortocaval compression. *British Journal of Anaesthesia.* 1999;82:932-934.

15. Mitchell EA, Scragg R, Stewart AW, Becroft DMO, Taylor BJ, Ford RPK, Hassall IB, Barry DM, Allen EM, Roberts AP. Results from the first year of the New Zealand cot death study. *The New Zealand Medical Journal.* 1991;104:71-76.

16. Mitchell EA, Hutchison L, Stewart AW. The continuing decline in SIDS mortality. *Archives of Disease in Childhood.* 2007;92:625-626.

17. 孫思邈。衛濟真詮。胡道靜等人編著。藏外道書。成都市：巴蜀書社，1992; 27: 504.

18. Ryan AD, Larsen PD, Galletly DC. Comparison of heart rate variability in supine, and left and right lateral positions. *Anaesthesia*. 2003;58:432-436.

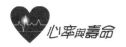

4.2 運動

4.2.1 運動訓練對心率之影響

眾所周知，運動員的靜態心率較慢，這是因為運動訓練會改變心率之調控。透過心率變異度（HRV）之研究，中度有氧運動3個月後可以提高副交感神經活性，降低交感神經活性，然後導致靜態心率變慢。[1]

4.2.2 運動的好處

如前所述，運動可以提高副交感神經活性，降低交感神經活性，從而減少心律不整發作。此外，運動也可降低血壓，改善血糖、血脂，預防代謝症候群，從而減少動脈硬化。另外，運動也有抗血栓之作用，可預防急性心肌梗塞及腦中風之發作。

除了保護心臟之外，運動也可減少癌症之風險，預防骨質疏鬆、骨折、失智症，減少焦慮及憂鬱症。相較於積極從事運動的人，不運動的人之死亡風險會高出大約20％～30％。[2]

4.2.3 運動處方

運動處方包含4個構面（FITT），亦即（1）運動頻率（frequency），（2）運動強度（intensity），（3）運動形式（type），（4）運動持續時間（time），分述如下：

（1）**運動頻率**（frequency）：一般以每週之次數表示

（2）**運動形式**（type）：有兩種

　A. 有氧運動：指長時間（15分鐘以上）有節奏的大肌肉運動，包括步行、慢跑、游泳、有氧舞蹈、自行車、各種球類運動……等。

　B. 肌力運動：包括伏地挺身、仰臥起坐、攀爬、單槓、雙槓或健身房的重量訓練……等。

（3）**運動強度**（intensity）：指運動的劇烈程度，有多種指標

　A. 有氧運動：最常用的指標為下列兩種

　　1）絕對運動強度（MET）：

　　1 MET代表靜止狀態之能量消耗率，

　　3-5.9 METs為中等強度，例如快走、自行車、國際標準舞、網球雙打、游泳……等。

　　≧ 6 METs為激烈程度，例如慢跑、跳繩、登山、有氧舞蹈、網球單打……等。

　　2）最大心率百分比：

　　最大心率=220—年齡

　　中等強度為運動心率達到最大心率之64%～76%

　　激烈程度為運動心率達到最大心率之77%～93%

　B. 肌力運動之強度指標可用最大肌力百分比來表示，中等強度為最大肌力之50%～69%，而激烈運動為最大肌力之70%～84%

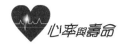
心率與壽命

（4）**運動持續時間**（time）：每次至少持續10分鐘以上

根據美國醫學會（American Medical Association, AMA）之運動指引，[3] 成年人之運動目標如下：

★每週至少150分鐘中等強度之有氧運動，或75分鐘激烈之有氧運動，最好分開幾天進行。

★每週至少2次中等強度至高強度之肌力訓練（如重量或阻力訓練weight or resistance training）

★多動少坐，即使輕度的活動也好過不動。

★中等強度至激烈之有氧運動最佳，可依個人狀況漸進式增加活動的強度與時間。

★每週運動300分鐘獲益更大。

4.2.4 有效之最少運動量

美國人喜愛運動，但也只有1/3達到AMA運動指引建議的目標。國人運動風氣較差，達到上述運動目標的比率不到1/5。[4]

好消息是，每週運動不到建議的150分鐘也具有延年益壽的效果。根據國家衛生研究院溫啟邦教授的研究（總共416,175國人，年齡≧20歲，平均追蹤8年），每天運動15分鐘（或每週90分鐘）可減少總死亡率14%，而平均壽命可多3年。每天運動從最少運動量起跳，每增加15分鐘，可再多降總死亡率約4%，癌症死亡率約降1%。運動到每天90分鐘時，效益達到最高，可降低約35%的死亡風險。這些效益適用於各年齡層、不同性別及有

心血管風險的族群。[5]

　　此項本土研究資料對國人來說彌足珍貴。因為有效運動的最低門檻每天15分鐘對大多數人來說是相當容易達到的目標。

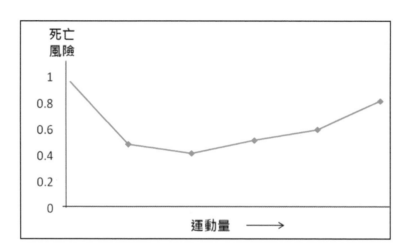

圖4-2　運動量與死亡風險之相關性
將運動量分成5個等級，不運動者之死亡風險訂為1，則運動量與死亡風險呈現U形曲線，小量運動即可有效降低死亡風險，中量運動之效果最好，而最大量運動之效果不增反降（引用自參考文獻[7]）

4.2.5　運動越多越好？

　　運動對身體健康有所助益，即使少量運動（每天15分鐘），平均壽命也可延長3年，但是運動量越大，其效益是否直線上升？

　　根據哥本哈根市心臟研究（Copenhagen City Heart Study）報告顯示：1.即使每週慢跑只有1次，或＜1小時，也可減少死亡

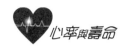

率。2.每週慢跑2-3次，總共1至2.4小時，速度一般或更慢，可達最佳降低死亡率之效果。3.慢跑時間 ≧ 每週2.5小時，頻度 > 每週3次，速度較快，則無降低死亡率之效果。[6] 此研究結果顯示運動與死亡率呈現U形相關性。

另外，Lee等人針對跑步與死亡風險發表一項研究報告。[7] 本研究共收錄55,137位受試者，年齡在18至100歲（平均44歲）。作者將跑步之時間、距離、頻度、速度與總量各分成5個等級與非跑步者比較死亡風險，結果顯示類似U形相關性（圖4-2）。表示即使小量跑步（＜506 MET-分）也可降低死亡風險，但是過度增加運動量（≧1840 MET-分），則降低死亡之效果變差，至於上限運動量是多少則有待進一步研究。

另外，有一項瑞典的社區世代研究共收錄33,012位男性，平均追蹤13年，結果顯示適度運動可以有效預防心衰竭的風險，每天步行或騎自行車20分鐘之效果最佳，過少或過多的運動量則效果會降低。[8]

過度運動有可能導致不良的後果，研究顯示，高強度運動持續1-2小時會導致右心房及右心室之容積過度負荷，進而引起心肌過度展延，微小撕裂，以致受傷形成塊狀纖維化，[9,10] 再加上過度的交感神經活性，可能產生嚴重的心律不整。[11] 另一項大型社區研究使用系列性磁振造影探討各種不同程度的運動產生之心臟構造變化，該研究顯示每週進行2小時激烈運動者，其左心室內壁有較多產生過度的肌小樑（hypertrabeculation），導

致左心室內壁非緻密化（LV noncompaction）之機率為17%，比低運動量者多了兩倍。[12] 有研究指出，這種狀況容易形成血栓（thrombus），且提高心室性心律不整與心衰竭之風險。[13] 此外，激烈運動也較容易產生運動傷害如跌倒、骨折、各種創傷……。激烈運動也會由於血流重新分配導致內臟血流相對不足，降低局部免疫力，容易引起呼吸道、消化道或泌尿道感染。

4.2.6 步行與跑步之比較

步行與慢跑是兩個最普羅大眾的運動，有關運動之大型研究資料大多是針對步行與跑步的結果。很多研究顯示跑步的效果優於步行。[14] 每天跑步5分鐘所達到之降低死亡率效果相當於步行15分鐘，而每天跑步25分鐘之效果相當於步行105分鐘。因此，對於較忙碌的人，跑步是較佳選擇。

但是，跑步較容易受傷，並因而中斷運動。[15,16] 此外，對於新手，跑步較為痛苦、費力，而不容易養成習慣。相較起來，步行則輕鬆許多，且非常安全，對於大多數原本沒有活動的人較容易上手且持續養成習慣。至於年輕或較繁忙的族群則可考慮步行與慢跑混搭以達到持續運動的目的。

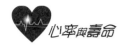

4.2.7 結語

1. 運動訓練可以提高副交感神經活性，降低交感神經活性，導致靜態心率變慢，並且直接或間接對身體有益。

2. 運動可以延年益壽並減少多種疾病，包括心血管病、三高、癌症、失智症、骨質疏鬆⋯⋯等。也可減輕壓力、改善心情、幫助睡眠及增加活力。

3. 養成運動習慣永不嫌晚，即使每天步行15分鐘也可有效降低死亡率。

4. 建議依各個人之年齡、疾病、體重、時間、興趣、居家環境、經濟條件選擇適當的運動型式與運動量開始，再視情況漸進式增加，以身心舒適為原則，切忌過猶不及，造成傷害。

參考文獻

1. Hottenrott K, Hoos O, Esperer HD. Heart rate variability and physical exercise. Current status. *Herz*. 2006;31(6):544-52.

2. Fletcher GF, Landolfo C, Niebauer J, Ozemek C, Arena R, Lavie CJ. Promoting Physical Activity and Exercise: JACC Health Promotion Series. *J Am Coll Cardiol*. 2018;72(14):1622-39.

3. Piercy KL, Troiano RP, Ballard RM, Carlson SA, Fulton JE, Galuska DA, George SM, Olson RD. The Physical Activity Guidelines for Americans. *JAMA*. 2018;320(19):2020-8.

4. Ku PW, Fox KR, McKenna J, Peng TL. Prevalence of leisure-time physical activity in Taiwanese adults: results of four national surveys, 2000-2004. *Prev Med*. 2006;43(6):454-7.

5. Wen CP, Wai JP, Tsai MK, Yang YC, Cheng TY, Lee MC, Chan HT, Tsao CK, Tsai SP, Wu X. Minimum amount of physical activity for reduced mortality and extended life expectancy: a prospective cohort study. *Lancet*. 2011;378(9798):1244-53.

6. Schnohr P, O'Keefe JH, Marott JL, Lange P, Jensen GB. Dose of jogging and long-term mortality: the Copenhagen City Heart Study. *J Am Coll Cardiol*. 2015;65(5):411-9.

7. Lee DC, Pate RR, Lavie CJ, Sui X, Church TS, Blair SN. Leisure-time running reduces all-cause and cardiovascular mortality risk. *J*

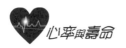

Am Coll Cardiol. 2014;64(5):472-81.

8. Rahman I, Bellavia A, Wolk A, Orsini N. Physical Activity and Heart Failure Risk in a Prospective Study of Men. *JACC Heart Fail.* 2015;3(9):681-7.

9. O'Keefe JH, Patil HR, Lavie CJ, Magalski A, Vogel RA, McCullough PA. Potential adverse cardiovascular effects from excessive endurance exercise. *Mayo Clin Proc.* 2012;87(6):587-95.

10. Neilan TG, Januzzi JL, Lee-Lewandrowski E, et al. Myocardial injury and ventricular dysfunction related to training levels among nonelite participants in the Boston marathon. *Circulation.* 2006;114(22):2325-33.

11. Andersen K, Farahmand B, Ahlbom A, Held C, Ljunghall S, Michaëlsson K, Sundström J. Risk of arrhythmias in 52 755 long-distance cross-country skiers: a cohort study. Heart J. 2013;34(47):3624-31.

12. de la Chica JA, Gómez-Talavera S, García-Ruiz JM, et al. Association Between Left Ventricular Noncompaction and Vigorous Physical Activity. *J Am Coll Cardiol.* 2020;76(15):1723-33.

13. Towbin JA, Lorts A, Jefferies JL. Left ventricular non-compaction cardiomyopathy. *Lancet.* 2015;386(9995):813-25.

14. Swain DP, Franklin BA. Comparison of cardioprotective benefits of vigorous versus moderate intensity aerobic exercise. *Am J Cardiol.* 2006;97(1):141-7.

15. van Gent RN, Siem D, van Middelkoop M, van Os AG, Bierma-Zeinstra SM, Koes BW. Incidence and determinants of lower extremity running injuries in long distance runners: a systematic review. *Br J Sports Med.* 2007;41(8):469-80.

16. Buist I, Bredeweg SW, Bessem B, van Mechelen W, Lemmink KA, Diercks RL. Incidence and risk factors of running-related injuries during preparation for a 4-mile recreational running event. *Br J Sports Med.* 2010;44(8):598-604.

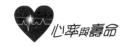

4.3 飲食

飲食與多種慢性病相關，包括心臟病、糖尿病、高血壓、高血脂症、代謝症候群、腎臟病、肝臟病、消化道疾病以及癌症。本章著重於飲食對心率變異度及心律不整之影響。

4.3.1 心率變異度（HRV）作為飲食的預測指標

飲食對於各種慢性病的影響需要很長時間才看得出來，往往經過十年以上。因此，哪些食物有害？哪些食物有幫助？需要一些即時性的測試指標作為評估依據。

心率變異度（HRV）是一種簡單易行的測試，它可以測試自律神經功能，也可以反映身體的發炎程度。[1, 2] 而發炎指數（如CRP）越高，其發生糖尿病、高血壓與心血管病的風險越高。[3] 此外，HRV可以預測長期之心血管病死亡風險。研究指出，HRV降低者，心血管病之預後較差。[4] 因此，越來越多的報告指出，HRV可作為選擇食物之預測指標。[5]

4.3.2 哪些狀況之心率變異度（HRV）會降低？

1. 糖尿病：研究顯示，糖尿病患之HRV較為降低，[6] 其中交感神經活性與副交感神經活性皆下降，但是副交感神經活性較早下降。[7]

2. 肥胖：肥胖的人HRV較為降低，尤其是中樞型肥胖者（central obesity），[8] 幸好減重可以改善HRV。[9]

3. 高膽固醇：總膽固醇與低密度膽固醇過高者，低頻功率（交感神經活性）與高頻功率（副交感神經活性）皆升高，而高密度膽固醇過高者，心率變異度較大。[10] 服用statin降低總膽固醇與低密度膽固醇可改善HRV。[11]

4. 高血壓：有關高血壓患者之HRV變化，研究報告較不一致，有些報告HRV降低，有些則否。[12, 13]

4.3.3 降低心率變異度（HRV）之飲食

　　前述造成心率變異度降低之狀況，如糖尿病、肥胖、高膽固醇等，飲食須限制糖分（尤其是精製糖）及高熱量食物、飽和脂肪酸及反式脂肪。研究指出，不論有無糖尿病，急性攝取葡萄醣會降低HRV，高熱量飲食（500仟卡）會降低高頻功率（降低副交感神經活性），[14] 高脂肪飲食（飽合脂肪與反式脂肪）會增加極低頻功率（交感神經活性）。[15]

　　此外，其他容易促進發炎反應的食物如麵粉、糕餅、甜甜圈、人造奶油、麩質（gluten）、花生、紅肉等皆需節制。

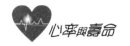

4.3.4 提升心率變異度（HRV）之飲食

1. 地中海飲食（圖4-3）

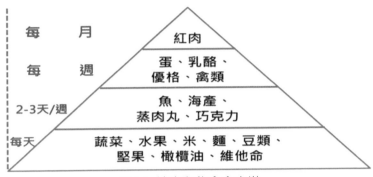

圖4-3 地中海飲食金字塔

　　地中海飲食的特色為（1）大量天然穀物、蔬菜和水果、豆
科植物、堅果類、橄欖油，（2）適量魚、蛋、乳製品、禽類，
（3）少量紅肉。Dai等人的研究顯示，嚴格遵守地中海飲食者，
其心率變異度較大。[16] 此外，Park等人的研究也顯示地中海飲
食可以改善心率變異度，降低交感神經活性，並提高副交感神經
活性。[17] 另外，素食者也有較佳的心率變異度與壓力反射敏感
度（baroreflex sensitivity），表示自律神經功能較佳。[18]

2. 其他可以改善HRV之食物

　　n3脂肪酸，多酚類、維他命B類、益生菌（probiotics）[5]

3. 減重飲食[9]

4.3.5 飲食方式的影響

除了飲食的種類與量，飲食的方式也會影響健康：

1. 不吃早餐

很多人習慣不吃早餐，有研究報告顯示不吃早餐者，心率變異度降低，表示會影響自律神經功能。[19] 而各項長期追蹤研究的結果更指出不吃早餐容易產生心血管疾病，根據西班牙國立心血管研究中心主導的一項研究（PESA），不吃早餐會增加全身性動脈粥狀硬化（包括冠狀動脈、頸動脈、股動脈、主動脈）的風險2.6倍。[20] 一項美國男性醫療人員的研究指出，不吃早餐會增加冠心症之發生率。[21] 另一項美國研究指出，不吃早餐會增加心血管及全因性死亡之風險。[22] 此外，一項日本的研究也顯示，不吃早餐會增加腦中風與冠心症之發生率。[23]

2. 延遲晚餐

太晚吃晚餐也不好，研究顯示晚餐在6點以後攝食熱量大於每天的30%者罹患高血壓的風險增加23%，此外空腹血醣較高，血中胰島素濃度較高，且胰島素阻抗增加，因此罹患前期糖尿病之風險增加19%。[24]

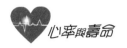

4.3.6 飲食與心律不整

　　心律不整的種類很多，本章著重於飲食對心房顫動（AF）以及心室性心律不整（ventricular arrhythmias）之影響。AF是目前最常見的心律不整之一，它會增加心衰竭、腦中風及死亡之風險，對全球各地之健康形成一大負擔。因此，如何預防AF是一個相當重要的課題。要達到預防AF之目標，首先要瞭解AF之發生機轉。研究指出，AF之發生機轉主要為異位點放電（ectopic discharge）誘發心房產生多重迴路（multiple reentry），少數則為異位點頻脈或單一迴路伴隨著顫動性傳導（fibrillatory conduction）所致（圖4-4）。因此，若能抑制異位點放電或迴路之形成皆可能預防AF之產生或進展。

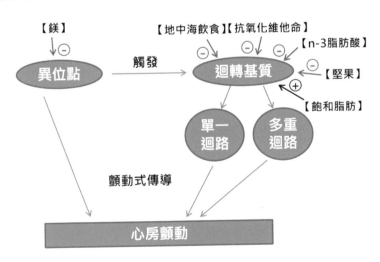

圖4-4 AF之發生機轉與各種食物對AF之影響。
⊖表抑制作用，⊕表促進作用。

1. 地中海飲食

研究顯示地中海飲食對AF與心室性心律不整皆有好處。一項隨機性雙盲臨床試驗顯示地中海飲食可降低AF發作之風險達38%。[25] 另一項臨床試驗顯示食用地中海飲食之AF患者有較多比率轉換成竇性節律（sinus rhythm）。[26] 此外，一項針對停經婦女的大型研究（93,122位受試者，追蹤10.5年）顯示地中海飲食可降低心因性猝死之風險達37%。[27] 另外，有針對心肌梗塞病患及護理人員的研究也顯示地中海飲食可降低死亡率。[28,29]

上述地中海飲食對心律不整的益處可能與其抗氧化作用、抗血小板作用及改善自律神經功能相關。

2. n-3不飽和脂肪酸（PUFAs）

深海魚和魚油內富含n-3不飽和脂肪酸，在動物實驗中發現n-3不飽和脂肪酸可抑制鈉離子管道（sodium channel）與鈣離子管道（calcium channel），另外，它們也具備抗氧化及抗發炎作用。因此，可能具有抗心律不整效果。

在一個原發性預防心房顫動（AF）的觀察性研究發現，n-3 PUFA與AF發作風險之間呈U形曲線，每天服用0.63gm之風險最低。[30] 另外，在兩項前瞻性研究則發現AF風險與血中n-3 PUFA之濃度相關。濃度越高則AF風險越低。[31, 32] 然而，在隨機性雙盲臨床試驗及統合分析研究則顯示n-3 PUFA對AF之次發性預防並無效果。[33,34]

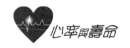

對於心室性心律不整之效果方面，有研究指出魚油及n-3 PUFA（500 mg/d）可減少心室頻脈（VT），[35,36] 而在預防心因性猝死之效果則無一致性之報告。[37]

3. 飽合脂肪與反式脂肪

攝食過多飽合脂肪與反式脂肪（如牛油、乳酪、紅肉、糕餅）易導致肥胖、交感神經系統活化及發炎反應，進而產生心律不整。在動物實驗中，餵食老鼠高脂肪食物會增加AF之誘發度 [38] 以及心室性心律不整[39]。

此外，臨床研究也顯示肥胖增加AF發作之風險，也與心室性心律不整及心因性猝死相關。[40]

4. 抗氧化維他命

氧化壓力在AF之病發生佔有一份角色。因此，具有抗氧化作用的維他命C、D、E可能對AF有幫助。研究顯示維他命C和E可減少心臟手術後之AF。[41] 而在動物實驗及臨床研究，維他命D可減少心房纖維化及AF之發生。[42-44]

5. 電解質

缺乏鎂離子與鉀離子不利於AF與心室性心律不整，[45,46] 富含鎂離子之食物有堅果、穀類、黑巧克力、綠色蔬菜（特別是波菜）、酪梨。而富含鉀離子的食物有香蕉、朝鮮薊、扁豆、酪梨、波菜。另一方面，高血壓是導致AF之重要風險因子，因此，需避免高鈉飲食，如醃製、煙燻、曬乾、罐頭肉類及魚類。

6. 堅果類

堅果類含有數種具備抗心律不整作用的成分，包括次亞麻油酸（α-linolenic acid）、鎂、鉀、以及抗氧化維他命。它也可改善心血管疾病而間接抑制心律不整。一項瑞典的研究（總共61,364位受試者，追蹤17年）結果顯示，每週食用堅果3次以上可以降低AF風險18%。[47] 另外一項前瞻性研究（總共21,454位受試者，追蹤17年）則顯示，每週食用堅果≧2次可減少心因性猝死之風險達47%。[48]

4.3.7 結語

飲食對身體健康影響很大，包括種種慢性病，但需長時間才會表現，為及早發現各種飲食的利弊得失，需要即時的檢測指標。HRV可以反映自律神經功能以及發炎反應，可以預測心臟病風險，因此可作為即時測試各種食物的預測指標。研究顯示地中海飲食可以降低心血管風險，改善心率變異度且減少AF、心室性心律不整及猝死之風險。此外，n-3不飽和脂肪酸、堅果類、抗氧化維他命、電解質（補充鎂、鉀）及減肥皆有益於心律不整。相反的，高糖、飽和脂肪及反式脂肪、肥胖者皆不利於心血管病及心律不整。此外，飲食方式也會影響健康，譬如不吃早餐、晚餐太遲或熱量太高皆不利於自律神經系統與血壓、血糖的控制。

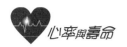

參考文獻

1. Jarczok MN, Koenig J, Mauss D, Fischer JE, Thayer JF. Lower heart rate variability predicts increased level of C-reactive protein 4 years later in healthy, nonsmoking adults. *J Intern Med.* 2014;276(6):667-71.

2. Thayer JF, Yamamoto SS, Brosschot JF. The relationship of autonomic imbalance, heart rate variability and cardiovascular disease risk factors. *Int J Cardiol.* 2010;141(2):122-31.

3. Dehghan A, Kardys I, de Maat MP, Uiterlinden AG, Sijbrands EJ, Bootsma AH, Stijnen T, Hofman A, Schram MT, Witteman JC. Genetic variation, C-reactive protein levels, and incidence of diabetes. *Diabetes.* 2007;56(3):872-8.

4. La Rovere MT, Bigger JT Jr, Marcus FI, Mortara A, Schwartz PJ. Baroreflex sensitivity and heart-rate variability in prediction of total cardiac mortality after myocardial infarction. ATRAMI (Autonomic Tone and Reflexes After Myocardial Infarction) Investigators. *Lancet.* 1998;351(9101):478-84.

5. Young HA, Benton D. Heart-rate variability: a biomarker to study the influence of nutrition on physiological and psychological health？ *Behav Pharmacol.*2018;29(2 and 3-Spec Issue):140-151.

6. Singh JP, Larson MG, O'Donnell CJ, Wilson PF, Tsuji H, Lloyd-Jones DM, Levy D. Association of hyperglycemia with reduced heart rate variability (The Framingham Heart Study). *Am J Cardiol.* 2000;86(3):309-12.

7. Benichou T, Pereira B, Mermillod M, Tauveron I, Pfabigan D, Maqdasy S, Dutheil F. Heart rate variability in type 2 diabetes mellitus: A systematic review and meta-analysis. *PLoS One.* 2018;13(4):e0195166.

8. Kim JA, Park YG, Cho KH, Hong MH, Han HC, Choi YS, Yoon D. Heart rate variability and obesity indices: emphasis on the response to noise and standing. *J Am Board Fam Pract.* 2005;18(2):97-103.

9. Mouridsen MR, Bendsen NT, Astrup A, Haugaard SB, Binici Z, Sajadieh A. Modest weight loss in moderately overweight postmenopausal women improves heart rate variability. *Eur J Prev Cardiol.* 2013;20(4):671-7.

10. Pehlivanidis AN, Athyros VG, Demitriadis DS, Papageorgiou AA, Bouloukos VJ, Kontopoulos AG. Heart rate variability after long-term treatment with atorvastatin in hypercholesterolaemic patients with or without coronary artery disease. *Atherosclerosis.* 2001;157(2):463-9.

11. Szramka M, Harriss L, Ninnio D, Windebank E, Brack J, Skiba M, Krum H. The effect of rapid lipid lowering with atorvastatin on

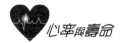

autonomic parameters in patients with coronary artery disease. *Int J Cardiol.* 2007;117(2):287-91.

12. Askin L, Cetin M, Turkmen S. Ambulatory blood pressure results and heart rate variability in patients with premature ventricular contractions. *Clin Exp Hypertens.*2018;40(3):251-256.

13. de Andrade PE, do Amaral JAT, Paiva LDS, Adami F, Raimudo JZ, Valenti VE, Abreu LC, Raimundo RD. Reduction of heart rate variability in hypertensive elderly. *Blood Press.* 2017;26(6):350-358.

14. Lu CL, Zou X, Orr WC, Chen JD. Postprandial changes of sympathovagal balance measured by heart rate variability. *Dig Dis Sci.* 1999;44(4):857-61.

15. Nagai N, Sakane N, Moritani T. Metabolic responses to high-fat or low-fat meals and association with sympathetic nervous system activity in healthy young men. *J Nutr Sci Vitaminol (Tokyo).* 2005;51(5):355-60.

16. Dai J, Lampert R, Wilson PW, Goldberg J, Ziegler TR, Vaccarino V. Mediterranean dietary pattern is associated with improved cardiac autonomic function among middle-aged men: a twin study. *Circ Cardiovasc Qual Outcomes.* 2010;3(4):366-73.

17. Park SK, Tucker KL, O'Neill MS, Sparrow D, Vokonas PS, Hu H, Schwartz J. Fruit, vegetable, and fish consumption and heart rate

variability: the Veterans Administration Normative Aging Study. *Am J Clin Nutr.* 2009;89(3):778-86.

18. Fu CH, Yang CC, Lin CL, Kuo TB. Effects of long-term vegetarian diets on cardiovascular autonomic functions in healthy postmenopausal women. *Am J Cardiol.* 2006;97(3):380-3.

19. Ozpelit ME, Ozpelit E. How we eat may be as important as what we eat: eating behaviour and heart rate variability. *Acta Cardiol.* 2017;72(3):299-304.

20. Uzhova I, Fuster V, Fernández-Ortiz A, et al. The Importance of Breakfast in Atherosclerosis Disease: Insights From the PESA Study. *.J Am Coll Cardiol.* 2017;70(15):1833-1842.

21. Cahill LE, Chiuve SE, Mekary RA, Jensen MK, Flint AJ, Hu FB, Rimm EB..Prospective study of breakfast eating and incident coronary heart disease in a cohort of male US health professionals. *Circulation.* 2013;128(4):337-43.

22. Rong S, Snetselaar LG, Xu G, Sun Y, Liu B, Wallace RB, Bao W. Association of Skipping Breakfast With Cardiovascular and All-Cause Mortality. *J Am Coll Cardiol.* 2019;73(16):2025-2032.

23. Kubota Y, Iso H, Sawada N, Tsugane S; JPHC Study Group. Association of Breakfast Intake With Incident Stroke and Coronary Heart Disease: The Japan Public Health Center-Based Study. *Stroke.* 2016 ;47(2):477-81.

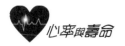

24. Makarem N, Sears DD, St-Onge MP, Zuraikat FM, Gallo LC, Talavera GA, Castaneda SF, Lai Y, Mi J, Aggarwal B. Habitual Nightly Fasting Duration, Eating Timing, and Eating Frequency are Associated with Cardiometabolic Risk in Women. *Nutrients.* 2020;12(10):3043.

25. Martínez-González MÁ, Toledo E, Arós F, Fiol M, et al. Extravirgin olive oil consumption reduces risk of atrial fibrillation: the PREDIMED (Prevención con Dieta Mediterránea) trial. *Circulation.* 2014;130(1):18-26.

26. Mattioli AV, Miloro C, Pennella S, Pedrazzi P, Farinetti A. Adherence to Mediterranean diet and intake of antioxidants influence spontaneous conversion of atrial fibrillation. *Nutr Metab Cardiovasc Dis.*2013;23(2):115-21.

27. Bertoia ML, Triche EW, Michaud DS, et al. Mediterranean and Dietary Approaches to Stop Hypertension dietary patterns and risk of sudden cardiac death in postmenopausal women. *Am J Clin Nutr.* 2014;99(2):344-51.

28. de Lorgeril M, Renaud S, Mamelle N, Salen P, Martin JL, Monjaud I, Guidollet J, Touboul P, Delaye J. Mediterranean alpha-linolenic acid-rich diet in secondary prevention of coronary heart disease. *Lancet.* 1994;343(8911):1454-9.

29. Eckel RH, Jakicic JM, Ard JD, et al. 2013 AHA/ACC guideline on lifestyle management to reduce cardiovascular risk: a report of the American College of Cardiology/American Heart Association Task Force on Practice Guidelines. *J Am Coll Cardiol.* 2014;63(25 Pt B):2960-84.

30. Rix TA, Joensen AM, Riahi S, Lundbye-Christensen S, Tjønneland A, Schmidt EB, Overvad K. A U-shaped association between consumption of marine n-3 fatty acids and development of atrial fibrillation/atrial flutter-a Danish cohort study. *Europace.* 2014;16(11):1554-61.

31. Virtanen JK, Mursu J, Voutilainen S, Tuomainen TP. Serum long-chain n-3 polyunsaturated fatty acids and risk of hospital diagnosis of atrial fibrillation in men. *Circulation.* 2009;120(23):2315-21.

32. Wu JH, Lemaitre RN, King IB, Song X, Sacks FM, Rimm EB, Heckbert SR, Siscovick DS, Mozaffarian D. Association of plasma phospholipid long-chain ω-3 fatty acids with incident atrial fibrillation in older adults: the cardiovascular health study. *Circulation.* 2012;125(9):1084-93.

33. Nigam A, Talajic M, Roy D, Nattel S, Lambert J, Nozza A, Jones P, Ramprasath VR, O'Hara G, Kopecky S, Brophy JM, Tardif JC; AFFORD Investigators. Fish oil for the reduction of atrial fibrillation recurrence, inflammation, and oxidative stress. *J Am*

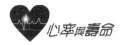

Coll Cardiol. 2014;64(14):1441-8.

34. Mariani J, Doval HC, Nul D, Varini S, Grancelli H, Ferrante D, Tognoni G, Macchia A. N-3 polyunsaturated fatty acids to prevent atrial fibrillation: updated systematic review and meta-analysis of randomized controlled trials. *J Am Heart Assoc.* 2013;2(1):e005033.

35. GISSI-Prevenzione Investigators (Gruppo Italiano per lo Studio della Sopravvivenza nell'Infarto miocardico). Dietary supplementation with n-3 polyunsaturated fatty acids and vitamin E after myocardial infarction: results of the GISSI-Prevenzione trial. *Lancet.* 1999;354(9177): 447-455

36. Sala-Vila A, Guasch-Ferré M, Hu FB, Sánchez-Tainta A, et al. Dietary α-Linolenic Acid, Marine ω-3 Fatty Acids, and Mortality in a Population With High Fish Consumption: Findings From the PREvención con DIeta MEDiterránea (PREDIMED) Study. *J Am Heart Assoc.* 20165(1):e002543.

37. Rizos EC, Ntzani EE, Bika E, Kostapanos MS, Elisaf MS. Association between omega-3 fatty acid supplementation and risk of major cardiovascular disease events: a systematic review and meta-analysis. *JAMA.* 2012;308(10):1024-33.

38. Takahashi K, Sasano T, Sugiyama K, Kurokawa J, Tamura N, Soejima Y, Sawabe M, Isobe M, Furukawa T. High-fat diet

increases vulnerability to atrial arrhythmia by conduction disturbance via miR-27b. *J Mol Cell Cardiol*.2016;90:38-46.

39. Aubin MC, Cardin S, Comtois P, Clément R, Gosselin H, Gillis MA, Le Quang K, Nattel S, Perrault LP, Calderone A. A high-fat diet increases risk of ventricular arrhythmia in female rats: enhanced arrhythmic risk in the absence of obesity or hyperlipidemia. *J Appl Physiol (1985)*.2010;108(4):933-40.

40. Nalliah CJ, Sanders P, Kottkamp H, Kalman JM. The role of obesity in atrial fibrillation. *Eur Heart J*. 2016;37(20):1565-72.

41. Hu X, Yuan L, Wang H, Li C, Cai J, Hu Y, Ma C. Efficacy and safety of vitamin C for atrial fibrillation after cardiac surgery: A meta-analysis with trial sequential analysis of randomized controlled trials. *Int J Surg*. 2017;37:58-64.

42. Hanafy DA, Chang SL, Lu YY, Chen YC, Kao YH, Huang JH, Chen SA, Chen YJ. Electromechanical effects of 1,25-dihydroxyvitamin d with antiatrial fibrillation activities. *J Cardiovasc Electrophysiol*.2014;25(3):317-23.

43. Zhang Z, Yang Y, Ng CY, Wang D, Wang J, Li G, Liu T. Meta-analysis of Vitamin D Deficiency and Risk of Atrial Fibrillation. *Clin Cardiol*. 2016;39(9):537-43.

44. Canpolat U, Yayla Ç, Akboğa MK, Özcan EH, Turak O, Özcan F, Topaloğlu S, Aras D. Effect of Vitamin D Replacement on Atrial

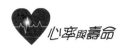

Electromechanical Delay in Subjects with Vitamin D Deficiency. *J Cardiovasc Electrophysiol.* 2015;26(6):649-55.

45. Khan AM, Lubitz SA, Sullivan LM, Sun JX, Levy D, Vasan RS, Magnani JW, Ellinor PT, Benjamin EJ, Wang TJ. Low serum magnesium and the development of atrial fibrillation in the community: the Framingham Heart Study. *Circulation.* 2013;127(1):33-8.

46. Marketou ME, Zacharis EA, Parthenakis F, Kochiadakis GE, Maragkoudakis S, Chlouverakis G, Vardas PE. Association of sodium and potassium intake with ventricular arrhythmic burden in patients with essential hypertension. *J Am Soc Hypertens.* 2013;7(4):276-82.

47. Larsson SC, Drca N, Björck M, Bäck M, Wolk A. Nut consumption and incidence of seven cardiovascular diseases. *Heart.* 2018;104(19): 1615-20.

48. Albert CM, Gaziano JM, Willett WC, Manson JE. Nut consumption and decreased risk of sudden cardiac death in the Physicians' Health Study. *Arch Intern Med.* 2002;162(12):1382-7.

4.4 飲酒

　　酒是最古老的藥物之一，也是日常生活中最容易取得的藥品。每個人一生當中幾乎免不了接觸到酒，只是多寡的問題罷了。酒對人的身體與心理有諸多的影響，隨著劑量之大小而產生不同的效果。為方便討論，一般界定1單位飲酒量（one drink）含酒精12公克，相當於5 %啤酒（beer）350 c.c，或12 %葡萄酒（wine）150 c.c，或40 %烈酒（spirits）45 c.c。

4.4.1 酒精對心率變異度（HRV）之影響

　　酒精對心率變異度之影響視劑量而定，飲酒1單位並不會改變心率變異度。但是2單位酒會增加交感神經系統之活性，並且降低副交感神經系統活性，因而加速心率甚至產生心律不整。[1]紅酒與其他酒類對心率變異度之效果並無不同。

4.4.2 飲酒對心臟節律之急性與慢性效果

　　在2015年慕尼黑啤酒節，有一項大型的研究，招募了3,028位志願受試者，平均年齡34.4±13.3歲，女性占29%，每位受試者配戴smartphone記錄心電圖，並接受酒精濃度測試。結果顯示30.5% 有 心 律 不 整，其 中 最 常 見 者 為 竇 性 頻 脈（ sinus tachycardia）。酒精濃度平均為0.85±0.54g/kg。酒精濃度與心律

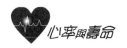

不整呈現正相關。此外，飲酒導致心率變異度減少，交感神經活性上升。而呼吸性竇性心律不整（respiratory sinus arrhythmia）減少，代表副交感神經活性下降。[2]

另一項長期飲酒對心律之慢性效果的臨床研究（KORA S4 Study）顯示長期飲酒者有較多的竇性頻脈。[2]

4.4.3 假日心臟症候群（holiday heart syndrome）

1978年Ettinger收集了24位心律不整住院的病人，這些病人住院之前有大量喝酒，且都在週末或假日，故命名為假日心臟症候群。[3] 檢查結果，這些病人皆無明顯心臟疾病，心律不整最多為心房顫動（atrial fibrillation，簡作AF）。

如4.3.6所述，AF之發生機轉通常為異位點放電（ectopic discharge），誘發心房之多重迴路（multiple reentry），少數則為異位點頻脈或單一迴路伴隨著顫動性傳導（fibrillatory conduction）所致。時隔43年，目前對於暴飲（binge drinking）導致AF之可能機轉，看法如下：

1. 交感神經系統活性上升，促使心房異位點之自動性增加，導致異常放電（圖4-5）。
2. 酒精之代謝物醛類（aldehydes）產生氧化壓力（oxidative stress），導致心房構造傷害及傳導障礙，有利於迴路之形成（圖4-5）。

3. 心房細胞之JNK路徑被活化，[4] 進而活化CaMKII，導致細胞質內鈣離子聚集，產生誘發性電位（triggered activity），而導致異常放電（圖4-5）。

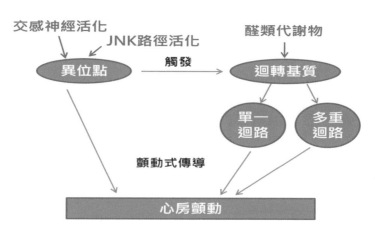

圖4-5 暴飲導致AF之發生機轉

4.4.4 長期飲酒與AF

　　AF是目前最常見的心律不整之一，它會增加心衰竭、腦中風及死亡之風險，對全球各地之健康形成一大負擔。因此，如何預防AF是一個相當重要的課題。引起AF之風險因子很多，包括老化、遺傳、高血壓、糖尿病、肥胖、吸菸、睡眠呼吸中止……等等。飲酒也是風險因子之一，相關的研究報告甚多，摘要如下：

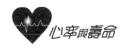

Kodama等人（2011）針對14篇臨床研究，共130,820位受試者進行統合分析（meta-analysis），[5] 結果顯示每天飲酒每增加10 gm，AF風險會增加8 ％，作者建議：為了降低AF風險，就不要喝酒。

Larsson等人（2014）於瑞典進行大型前瞻性研究（79,019位受試者），結果顯示每天飲酒1單位（12 gm）可增加AF風險9 ％。[6]

Csengeri等人（2021）進行跨歐洲之7國之大型前瞻性研究（107,845位受試者），平均追蹤13.9年，結果顯示，飲酒與AF風險呈現正向相關，每天飲酒1單位（12 gm）會增加AF風險16 ％，各種酒類（啤酒、紅酒烈酒）之風險並無不同。[7]

另一項回溯性研究，則有些不同的結果。Tu等人根據英國資料庫進行分析，[8] 共收錄403,281位中年人，其中白人佔多數，女性佔52.4%，平均追蹤11.4年，結果共有21,312例新發生AF，而發生AF之風險與酒精攝取量之間成J-形曲線，最低風險為每週飲用 < 56gm，視不同酒類而定，紅酒為每週80gm，白酒為每週64gm，烈酒為每週24gm，至於啤酒則呈直線相關，任何劑量皆有傷害。

4.4.5 法式奇蹟（French paradox）

法國人嗜食動物性脂肪，特別是乳酪與鵝肝，但是法國人罹患心血管疾病死亡之風險卻比美國人低，此一現象被稱為「法

式奇蹟」。「法式奇蹟」之原因並不完全清楚，諸多原因中有一個可能是紅酒。根據流行病學研究，飲酒量與心血管疾病死亡率之間呈U型曲線關係。男性每日飲酒＜4單位，女性＜2單位可減少心血管病，最佳效果約落在每天1/2單位。[9]

　　為什麼適量飲酒有益於心血管疾病？首先，酒精具有抗血栓作用；此外，它也會增加高密度脂蛋白，改善動脈粥狀硬化。[10] 另外，紅酒含有白藜蘆醇（resveratrol），此一多酚化合物（polyphenol compound）具有抗氧化、抗發炎、抗血栓……等作用。[11] 因此，對心血管系統有保護的效果。此外，在動物試驗當中，白藜蘆醇也可活化Sir2/Sirt1基因（一種長壽基因）而達到抑制老化及抗癌之效果。[12]

4.4.6 慢性酗酒的其他影響

　　長期大量飲酒對很多器官系統有重大的影響，包括：

1. 心臟：擴張性心肌症（dilated cardiomyopathy）、心衰竭
2. 消化系統：酒精性肝炎、肝硬化、胃食道發炎／潰瘍／出血、胰臟炎
3. 腦神經系統：多發性神經病變、癲癇、Wernicke-Korsakoff氏症、失智症
4. 心理疾病：酒精成癮、焦慮症、憂鬱症、恐慌症、精神病
5. 免疫功能失常
6. 增加癌症風險

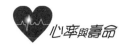

4.4.7 飲酒對心理社會層面之影響

　　詩仙李白一生嗜酒，並寫下大量與酒有關的詩作。他在〈將進酒〉一詩中寫道「人生得意須盡歡，莫使金樽空對月」。另一方面，在〈宣州謝脁樓餞別校書叔雲〉一詩中又寫道「抽刀斷水水長流，舉杯消愁愁更愁」。此外，歐陽修也有一句千古名言「酒逢知己千杯少」。可以說，每一個人日常生活中不論個人、家庭、職場或社交層面幾乎脫離不了酒。而飲酒對心理行為的影響視劑量而定：

1. 血中酒精濃度：0.03 - 0.12 %時，情緒高昂，陶醉感，有自信。但判斷力變差，精細的肌肉協調動作減弱。
2. 血中酒精濃度0.09 - 0.25 %時，嗜睡、視力模糊、平衡障礙。
3. 血中酒精濃度0.18 - 0.30 %時，意識混亂、口齒不清、步履蹣跚、嘔吐。
4. 血中酒精濃度0.25 - 0.40 %時，昏睡、記憶喪失、呼吸抑制。
5. 血中酒精濃度0.35 - 0.80 %時，昏迷、重度呼吸抑制。

　　總之，小酌怡情，過則亂性。

4.4.8 結語

　　酒的影響有很多面向，包括身體、心理、社會、文化、經濟⋯⋯等。飲酒對身體、心理與社會層面的影響有好的一面，也有壞的一面。喝與不喝之間，實在難以取捨。但是可以確定的是，不要暴飲！不要長期酗酒！不要酒駕！至於適量範圍內（男性每天2單位，女性每天1單位）則尚可接受。

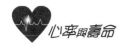

參考文獻

1. Spaak J, Tomlinson G, McGowan CL, Soleas GJ, Morris BL, Picton P, Notarius CF, Floras JS. Dose-related effects of red wine and alcohol on heart rate variability. *Am J Physiol Heart Circ Physiol.* 2010;298(6):H2226-31.

2. Brunner S, Herbel R, Drobesch C, Peters A, Massberg S, Kääb S, Sinner MF. Alcohol consumption, sinus tachycardia, and cardiac arrhythmias at the Munich Octoberfest: results from the Munich Beer Related Electrocardiogram Workup Study (MunichBREW). *Eur Heart J.* 2017;38(27):2100-6.

3. Ettinger PO, Wu CF, De La Cruz C Jr, Weisse AB, Ahmed SS, Regan TJ. Arrhythmias and the "Holiday Heart": alcohol-associated cardiac rhythm disorders. *Am Heart J.*1978;95(5):555-62.

4. Yan J, Thomson JK, Zhao W, Gao X, Huang F, Chen B, Liang Q, Song LS, Fill M, Ai X. Role of Stress Kinase JNK in Binge Alcohol-Evoked Atrial Arrhythmia. *J Am Coll Cardiol.* 2018;71(13):1459-70.

5. Kodama S, Saito K, Tanaka S, et al. Alcohol consumption and risk of atrial fibrillation: a meta-analysis. *J Am Coll Cardiol.* 2011;57(4):427-36.

6. Larsson SC, Drca N, Wolk A. Alcohol consumption and risk of atrial fibrillation: a prospective study and dose-response meta-analysis. *J Am Coll Cardiol.* 2014;64(3):281-9.

7. Csengeri D, Sprünker NA, Di Castelnuovo A, et al. Alcohol consumption, cardiac biomarkers, and risk of atrial fibrillation and adverse outcomes. *Eur Heart J.*2021;42(12):1170-7.

8. Tu SJ, Gallagher C, Elliott AD, Linz D, Pitman BM, Hendriks JML, Lau DH, Sanders P, Wong CX. Risk Thresholds for Total and Beverage-Specific Alcohol Consumption and Incident Atrial Fibrillation. *JACC Clin Electrophysiol.* 2021;7(12):1561-9.

9. Kloner RA, Rezkalla SH. To drink or not to drink？ That is the question. *Circulation.* 2007;116(11):1306-17.

10. Saremi A, Arora R. The cardiovascular implications of alcohol and red wine. *Am J Ther.* 2008;15(3):265-77.

11. de la Lastra CA, Villegas I. Resveratrol as an anti-inflammatory and anti-aging agent: mechanisms and clinical implications. *Mol Nutr Food Res.* 2005;49(5):405-30.

12. Lagouge M, Argmann C, Gerhart-Hines Z, Meziane H, Lerin C, Daussin F, et al. Resveratrol improves mitochondrial function and protects against metabolic disease by activating SIRT1 and PGC-1alpha. *Cell.* 2006;127(6):1109-22.

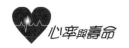

4.5 吸菸

吸菸是最常見的不良嗜好之一。在許多國家，吸菸是導致死亡的第一原因。吸菸與腫瘤、心血管系統疾病、糖尿病、呼吸系統疾病、消化系統疾病、腎臟病、意外傷害等7大類死因相關。根據國民健康署的「國人吸菸行為調查」，台灣成年人吸菸率雖有明顯下降，由民國97年21.9 %降至107年的13.0 %，但仍有相當大的改善空間。

4.5.1 吸菸對心率變異度（HRV）之影響

吸菸可產生下列急性反應：

1. 心率變異度減少，表示交感神經活性增加。[1]
2. 心跳變快、血壓上升。
3. 血中鄰苯二酚胺（catecholamines）濃度上升。

以上反應可以使用乙型阻斷劑（β-blocker）預防。[2, 3]

菸內含有尼古丁，而尼古丁受體（nicotinic receptors）遍佈於中樞神經系統、自律神經系統以及神經肌肉交接處。在人體試驗中，靜脈注射尼古丁可使心跳變快、血壓上升，[4] 因此，吸菸造成交感神經活性上升可用尼古丁來解釋。另一方面，吸菸也可產生各種微小粒子，其中PM2.5可抵達微小支氣管及肺泡。實驗顯示PM2.5可增加交感神經活性，[5] 即使小劑量即有明顯的心

血管風險。[6] 此外，HRV的研究也顯示，吸二手菸同樣會增加交感神經活性。[7] 交感神經活性太高對心臟會產生各種不良的影響，包括（1）心律不整（心房及心室性不整脈、猝死），（2）心衰竭惡化，（3）心肌缺血及心肌梗塞。[8,9] 幸好，停止吸菸只要短短的7天即可增加HRV，表示戒菸後自律神經系統可恢復平衡。[7,10]

4.5.2 吸菸導致交感神經系統活化之機轉

吸菸活化交感神經系統之機轉主要透過尼古丁與PM2.5的作用（圖4-6）。[9]尼古丁與受體結合會刺激交感神經系統活性，此外，尼古丁會降低一氧化氮（NO），而刺激交感神經活性，並降低壓力反射之敏感度（baroreflex sensitivity，簡稱BRS），使得交感神經系統失去制衡而增加活性。另一方面，PM2.5可透過下列作用而直接或間接增加交感神經活性：（1）增加氧化反應物質及發炎反應（ROS/Inflammation），（2）降低一氧化氮，（3）刺激肺神經，（4）透過神經可塑性（neuroplasticity）降低BRS。

值得注意的是，壓力反射敏感度（BRS）在某些族群較為異常，包括中年女性、老人、高血壓、糖尿病以及心衰竭病患。因此，這些族群吸菸的風險更高。[11]

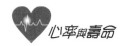

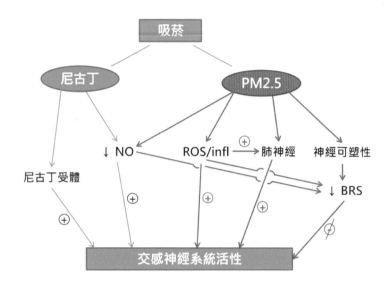

圖4-6 吸菸導致交感神經系統活化之機轉
尼古丁和PM2.5扮演最重要的媒介物,詳見本文。NO=一氧化氮,ROS/Infl=
氧化反應物質/發炎反應,BRS=壓力反射敏感度。(引用自參考文獻[9])

4.5.3 吸菸與心血管疾病

吸菸是導致心血管疾病之傳統風險因子之一,吸菸者罹患心血管疾病之風險是非吸菸者的2-4倍,罹患腦中風之風險則為2倍。

吸菸導致心血管疾病之機轉包括:

1. 交感神經系統活化,心率加速,血壓上升,因此心肌之氧氣需求增加,另一方面心肌之氧氣供應減少,導致心肌缺血(myocardial ischmia)。

2. 促進血小板凝集（platelet aggregation）。
3. 降低溶血因子活性。
4. 內皮細胞功能失常（endothelial dysfunction）。
5. 上述作用容易促成冠狀動脈之血栓形成，導致急性心肌梗塞。

4.5.4 吸菸與癌症

吸菸會增加14種癌症的風險：
1. 直接相關：肺癌、口腔癌、咽癌、喉癌、食道癌、膀胱癌
2. 間接相關：頭頸癌、血癌、胃癌、肝癌、腎臟癌、胰臟癌、大腸癌、子宮頸癌等

二手菸也有相關，國際癌症研究中心已將二手菸歸類為一級致癌物質。

4.5.5 結語

吸菸對心率、心血管病、心衰竭、呼吸系統、癌症只有壞處，沒有好處。二手菸及電子菸同樣有害，因此，強烈建議不要吸菸。

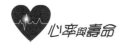

參考文獻

1. Sjoberg N, Saint DA. A single 4 mg dose of nicotine decreases heart rate variability in healthy nonsmokers: implications for smoking cessation programs. *Nicotine Tob Res.* 2011;13(5):369-72.

2. Cryer PE, Haymond MW, Santiago JV, Shah SD. Norepinephrine and epinephrine release and adrenergic mediation of smoking-associated hemodynamic and metabolic events. *N Engl J Med.* 1976;295(11):573-7.

3. Haass M, Kübler W. Nicotine and sympathetic neurotransmission. *Cardiovasc Drugs Ther.* 1997;10(6):657-65.

4. Rosenberg J, Benowitz NL, Jacob P, Wilson KM. Disposition kinetics and effects of intravenous nicotine. *Clin Pharmacol Ther.* 1980;28(4):517-22.

5. Pope CA 3rd, Hansen ML, Long RW, Nielsen KR, Eatough NL, Wilson WE, Eatough DJ. Ambient particulate air pollution, heart rate variability, and blood markers of inflammation in a panel of elderly subjects. *Environ Health Perspect.* 2004;112(3):339-45.

6. Pope CA 3rd, Burnett RT, Krewski D, Jerrett M, Shi Y, Calle EE, Thun MJ. Cardiovascular mortality and exposure to airborne fine particulate matter and cigarette smoke: shape of the exposure-response relationship. *Circulation.* 2009;120(11):941-8.

7. Dinas PC, Koutedakis Y, Flouris AD. Effects of active and passive tobacco cigarette smoking on heart rate variability. *Int J Cardiol.* 2013;163(2):109-15.

8. Thun MJ, Carter BD, Feskanich D, Freedman ND, Prentice R, Lopez AD, Hartge P, Gapstur SM. 50-year trends in smoking-related mortality in the United States. *N Engl J Med.* 2013;368(4):351-64.

9. Middlekauff HR, Park J, Moheimani RS. Adverse effects of cigarette and noncigarette smoke exposure on the autonomic nervous system: mechanisms and implications for cardiovascular risk. *J Am Coll Cardiol.* 2014;64(16):1740-50.

10. Pope CA 3rd, Eatough DJ, Gold DR, Pang Y, Nielsen KR, Nath P, Verrier RL, Kanner RE. Acute exposure to environmental tobacco smoke and heart rate variability. *Environ Health Perspect.* 2001;109(7):711-6.

11. Bähler C, Gutzwiller F, Erne P, Radovanovic D. Lower age at first myocardial infarction in female compared to male smokers. *Eur J Prev Cardiol.* 2012 ;19(5):1184-93.

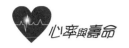

4.6 茶

茶是全球最風行的飲料之一，各地喜好的種類不大相同。歐美地區最常飲用的是紅茶，日本人則喜好綠茶，華人則涵蓋烏龍、綠茶及紅茶。

茶內含有多種生物有效成分，包括多酚類（polyphenols）、生物鹼（alkaloids，如 caffeine, theophylline, theobromine）、胺基酸、蛋白質、碳水化合物、葉綠素（chlorophyll）、揮發性有機化合物、礦物質等。其中多酚類包括各種兒茶素（catechins）。綠茶中含量最多的兒茶素是epigallocatechin-3-gallate（EGCG）。

日本是公認的長壽國家，其主要原因之一與日本人習慣喝綠茶相關。綠茶中含有的EGCG具備強大的抗氧化作用，因此可以減少發炎、抗老化、預防慢性疾病甚至防癌。

4.6.1 茶對心率變異度之影響

Kimura等人的研究顯示綠茶可降低心率，而且心率變異度（HRV）分析結果顯示交感神經活性降低。綠茶所含的一種胺基酸L-Theanine具備此等效果。[1] 另外，Hinton等人的報告顯示烏龍茶可改善心率變異度，並且減少情緒壓力。[2]

此外，一項國人的研究顯示，飲用紅茶及烏龍茶皆可降低受試者之心率，但對血壓並無明顯降低。心率變異度分析顯示紅

茶除可增加副交感神經活性，亦可降低交感神經活性。[3]

4.6.2 茶與心房顫動（AF）

心房組織遭受氧化壓力（oxidative stress）、發炎反應（inflammation）與纖維化（fibrosis）是導致AF的重要原因。綠茶所含的EGCG具有很強的抗氧化作用，因此可能對AF之原發性與繼發性預防有用。目前這方面的證據並不多，只有兩篇小規模的臨床試驗報告顯示綠茶對AF之預防與治療有效。[4, 5]

4.6.3 茶與心血管疾病

在實驗室的研究中，茶多酚具有各種保護心血管的作用，包括綠茶多酚可抑制血小板凝集（platelet aggregation），[6] 抑制血管平滑肌增生與移行（vascular smooth muscle proliferation and migration），[7,8] 以及預防血管內皮細胞功能異常（endothelial dysfunction），[9] 而在臨床研究的報告，喝茶可以改善心血管疾病的風險因子，包括血壓、血醣及低密度膽固醇（壞膽固醇）。[10-13] 因此，也有報告顯示喝茶可以減少心血管疾病的發生率。[14,15]

此外，喝茶也可以減少心血管死亡率與全因性死亡率，[16,17] 根據日本的8篇研究（共收錄313,381個案）統合分析的結果顯示，男性每天喝綠茶≧5杯可減少10%的總死亡率，女性可減少

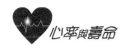

18%，另外冠心症死亡率方面，男性可減少18%，女性可減少25%，而腦中風死亡率在男性減少24%，在女性也可減少22%。[17]

4.6.4　茶與防癌

在實驗室中，茶多酚有諸多的抗癌作用，包括：（1）抗氧化作用，可保護細胞的DNA受傷，（2）抑制腫瘤細胞增殖，（3）誘發細胞凋亡（appoptosis），（4）抑制血管新生（angiogenesis）及腫瘤細胞之擴散，（5）保護紫外線造成之傷害，（6）改善免疫系統功能，（7）活化解毒酵素，如glutathione S轉化酶，quinone還原酶。[18]

而在流行病學研究方面，結果並不如預期的樂觀，有報告指出，茶對預防大腸癌、乳癌、卵巢癌、前列腺癌、肺癌有效，但有些報告則否。

此外，也有不少臨床試驗探討茶的防癌效果，包括口腔癌、肺癌、肝癌、前列腺癌及胃／食道癌，目前還沒有足夠的證據推薦使用茶來預防癌症。

4.6.5　結語

多項研究報告顯示，喝茶可以降低心率，且HRV分析的結果發現茶可以降低交感神經活性，並且提高副交感神經活性。另

外，小規模臨床試驗發現綠茶有助於AF之原發性與次發性預防。喝茶的最大益處在於減少心血管病及其死亡風險，至於茶在防癌方面的應用，目前尚無定論。

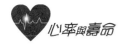

參考文獻

1. Kimura K, Ozeki M, Juneja LR, Ohira H. L-Theanine reduces psychological and physiological stress responses. *Biol Psychol.* 2007;74(1):39-45.

2. Hinton T, Jelinek HF, Viengkhou V, Johnston GA, Matthews S. Effect of GABA-Fortified Oolong Tea on Reducing Stress in a University Student Cohort. *Front Nutr.* 2019;6:27.

3. Dong CM, Liao YH, Zheng YT, Luo YW, Huang WT. The Effect of Green Tea Consumption on Human Heart Rate Variability and Brain Wave. 休閒保健期刊. 2016;16:122-40.

4. Zeng X, Li Q, Zhang M, Wang W, Tan X. Green tea may be benefit to the therapy of atrial fibrillation. *J Cell Biochem.* 2011;112(7):1709-12.

5. Liu DC, Yan JJ, Wang YN, Wang ZM, Xie ZY, Ma Y, Yang Y, Yang L, Wang LS. Low-dose green tea intake reduces incidence of atrial fibrillation in a Chinese population. *Oncotarget.* 2016;7(51):85592-85602.

6. Deana R, Turetta L, Donella-Deana A, Donà M, Brunati AM, De Michiel L, Garbisa S. Green tea epigallocatechin-3-gallate inhibits platelet signalling pathways triggered by both proteolytic and non-proteolytic agonists. *Thromb Haemost.* 2003;89(5):866-74.

7. Won SM, Park YH, Kim HJ, Park KM, Lee WJ. Catechins inhibit angiotensin II-induced vascular smooth muscle cell proliferation via mitogen-activated protein kinase pathway. *Exp Mol Med.* 2006;38(5):525-34.

8. Maeda K, Kuzuya M, Cheng XW, Asai T, Kanda S, Tamaya-Mori N, Sasaki T, Shibata T, Iguchi A. Green tea catechins inhibit the cultured smooth muscle cell invasion through the basement barrier. *Atherosclerosis.*2003;166(1):23-30.

9. Ihm SH, Lee JO, Kim SJ, Seung KB, Schini-Kerth VB, Chang K, Oak MH. Catechin prevents endothelial dysfunction in the prediabetic stage of OLETF rats by reducing vascular NADPH oxidase activity and expression. *Atherosclerosis.* 2009;206(1):47-53.

10. Liu CY, Huang CJ, Huang LH, Chen IJ, Chiu JP, Hsu CH. Effects of green tea extract on insulin resistance and glucagon-like peptide 1 in patients with type 2 diabetes and lipid abnormalities: a randomized, double-blinded, and placebo-controlled trial. *PLoS One.* 2014;9(3):e91163.

11. Nagao T, Hase T, Tokimitsu I. A green tea extract high in catechins reduces body fat and cardiovascular risks in humans. *Obesity (Silver Spring).* 2007;15(6):1473-83.

12. Suliburska J, Bogdanski P, Szulinska M, Stepien M, Pupek-

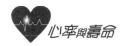

Musialik D, Jablecka A. Effects of green tea supplementation on elements, total antioxidants, lipids, and glucose values in the serum of obese patients. *Biol Trace Elem Res*. 2012;149(3):315-22.

13. Bogdanski P, Suliburska J, Szulinska M, Stepien M, Pupek-Musialik D, Jablecka A. Green tea extract reduces blood pressure, inflammatory biomarkers, and oxidative stress and improves parameters associated with insulin resistance in obese, hypertensive patients. *Nutr Res*. 2012;32(6):421-7.

14. Tian C, Huang Q, Yang L, Légaré S, Angileri F, Yang H, Li X, Min X, Zhang C, Xu C, Yuan J, Miao X, He MA, Wu T, Zhang X. Green tea consumption is associated with reduced incident CHD and improved CHD-related biomarkers in the Dongfeng-Tongji cohort. *Sci Rep*. 2016;6:24353.

15. Zhang C, Qin YY, Wei X, Yu FF, Zhou YH, He J. Tea consumption and risk of cardiovascular outcomes and total mortality: a systematic review and meta-analysis of prospective observational studies. *Eur J Epidemiol*. 2015;30(2):103-13.

16. Liu J, Liu S, Zhou H, Hanson T, Yang L, Chen Z, Zhou M. Association of green tea consumption with mortality from all-cause, cardiovascular disease and cancer in a Chinese cohort of 165,000 adult men. *Eur J Epidemiol*. 2016;31(9):853-65.

17. Abe SK, Saito E, Sawada N, et al. Green tea consumption and

mortality in Japanese men and women: a pooled analysis of eight population-based cohort studies in Japan. *Eur J Epidemiol.* 2019 ;34(10):917-926.

18. Tea and cancer Prevention-National Cancer Institute. https://www.cancer.gov>tea-fact-sheet 2010.

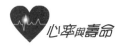

4.7 咖啡

咖啡是全世界通行的飲料之一，它是構成西方文化的重要一環。隨著東西方的密切交流，咖啡在台灣也逐漸風行，因此在日常生活形態占有很重要的角色。咖啡具有興奮作用，常被用來提神醒腦。此外，它對全身，包括心臟血管系統都有重要的影響，分述如下：

4.7.1 咖啡因（caffeine）的作用

咖啡主要含有咖啡因，它具有多重作用（圖4-7），包括（1）刺激交感神經活性：服用250 mg咖啡因（約3杯咖啡）可增加血中腎上腺素（epinephrine）濃度207 %，正腎上腺素濃度75 %。[1] 此外，大鼠試驗顯示，注射極高劑量之咖啡因（15 mg/公斤/分）會導致竇性頻脈，心室早期收縮（VPCs），甚至心室顫動（VF），[2] 前述心律不整可用乙型阻斷劑（抑制交感神經活性）獲得部分改善。（2）影響細胞內鈣離子的調控：咖啡因可抑制內質網（sarcoplasmic reticulum）對鈣離子之再攝取（re-uptake），[3] 導致細胞質內的鈣離子濃度上升，而促進鈉-鈣交換（Na-Ca exchange），因而產生誘發性電位（triggered activity），導致異位性放電。前述兩種作用皆有利於產生心律不整。（3）咖啡因會抑制腺嘌呤感受器（adenosine receptors）。[4] 此項作用會抑制鉀離子通道（K channel）導致心

肌細胞之不反應期（refractory period）延長，有利於對抗某些心律不整（如心房顫動）。（4）咖啡因具有抗氧化作用（antioxidative），[5] 可對抗心肌細胞之發炎反應、老化及纖維化，有助於心律不整之原發性及次發性預防。

4.7.2 咖啡對心率變異度（HRV）之影響

有關咖啡對心率變異度之研究報告甚多，但因受試者不同（包括健康受試者、心衰竭、糖尿病、急性心肌梗塞），試驗狀況不同，且大多為小規模研究，所得的結果也不盡相同。根據一項系統性回顧分析包含13篇相關文獻，總共325位受試者，所獲得較為一致性的結果如下：

1. 時域分析（time-domain）

   咖啡會增加pNN50

2. 頻域分析（frequency-domain）

   高頻功率（HF）增加，低頻功率（LF）不變[6]

上述結果表示咖啡會藉由增加副交感神經系統之活性而影響心率之調控。

4.7.3 咖啡與心律不整

長久以來，咖啡被視為導致心律不整的原因之一，尤其在美國醫界，約80 %醫師會勸導罹患心律不整或心悸的病患少喝

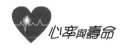

或禁喝咖啡。[7] 事實上，此一說法並無確切的實證基礎。而根據前述咖啡因之作用，它具有促心律不整（proarrhythmic）以及抗心律不整（antiarrhythmic）效果。因此，結果可能因不同劑量與心律不整種類而定。

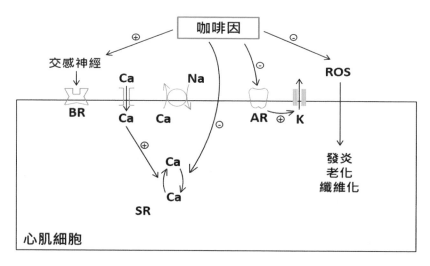

圖4-7 咖啡對心肌細胞之作用
（1）咖啡因刺激交感神經活性，（2）抑制內質網 （SR）之鈣離子再攝取，（3）抑制adenosine感受器（AR），（4）具抗氧化作用。BR=乙型感受器，ROS=氧化物質。（引用自參考文獻[1-5]）

近年來，有關咖啡與心律不整之研究報告甚多，整理如下：

1. 心房顫動（AF）

一項丹麥的大型研究，總共收錄57,053位受試者，追蹤13.5年，結果顯示喝咖啡者，不論多少量，其發生AF之風險皆較

低，若每天喝6-7杯，其風險會少21%。[8] 另有兩個大型統合分析研究（meta-analysis），其一涵蓋6項前瞻式研究，總共228,465位受試者，結果顯示攝取咖啡每增加300 mg/天，可降低AF機率6 %，[9] 另一涵蓋115,993位受試者之統合分析結果顯示喝咖啡者比不喝咖啡者整體發生AF之機率少13 %。[10]

2. 心室性心律不整（ventricular arrhythmias）

雖然在動物實驗中，極高劑量的咖啡因會產生心室性早期收縮（VPCs），甚至導致心室顫動（VF），但是在臨床研究方面，根據8項大型試驗（總共232,717位受試者），有6項研究結果顯示咖啡與心室性心律不整並無相關。[11-13] 只有2項較早期且證據力較弱的報告顯示極高量咖啡（分別為每天9杯以上與10杯以上）會產生心室性心律不整。[14, 15]

4.7.4 咖啡與心血管疾病之風險

根據大型流行病學研究顯示，喝咖啡者有較低之心血管死亡率及全因性死亡率，[16, 17] 此外，一項涵蓋36個研究，總共1,279,804位受試者之統合分析結果顯示喝咖啡可以降低心血管病（冠心症、腦中風、心衰竭）及死亡風險。[18] 兩者之間呈現非線性相關，中等量咖啡可以降低心血管病之風險，每天3-5杯咖啡之風險最低，且大劑量並不會增加心血管病之風險。

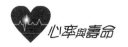

4.7.5 咖啡與癌症

咖啡除了含有咖啡因，還有數種生物活性物質，包括咖啡酸、多酚類、雙萜烯（diterpenes）、揮發性芳香物及異環類化合物。研究報告指出咖啡可降低死亡風險及慢性病，包括癌症。

現有證據顯示喝咖啡可減少罹患肝癌、腎臟癌、乳癌及大腸癌之風險，但不會減少前列腺癌、胰臟癌及卵巢癌。[19, 20]

4.7.6 結語

咖啡具有興奮作用，常被用來提神醒腦，傳統觀念認為咖啡會導致心律不整，因此建議有心悸或心律不整的人少喝或禁喝咖啡。事實上，咖啡因兼具促心律不整與抗心律不整作用，因此喝咖啡的結果可能因人與劑量而異。現有研究資料顯示，喝咖啡對HRV的影響可增加副交感神經系統之活性，在心律不整方面，咖啡可以減少AF之發生率，且不會增加心室性心律不整之風險。另外，喝咖啡可以降低心血管病及死亡之風險，至於咖啡與癌症之風險則因個別癌症種類而定。

參考文獻

1. Robertson D, Frölich JC, Carr RK, Watson JT, Hollifield JW, Shand DG, Oates JA. Effects of caffeine on plasma renin activity, catecholamines and blood pressure. *N Engl J Med.* 1978;298(4):181-6.

2. Strubelt O, Diederich KW. Experimental treatment of the acute cardiovascular toxicity of caffeine. *J Toxicol Clin Toxicol.* 1999;37(1):29-33.

3. O'Neill SC, Eisner DA. A mechanism for the effects of caffeine on Ca2+ release during diastole and systole in isolated rat ventricular myocytes. *J Physiol.* 1990;430:519-36.

4. Conlay LA, Conant JA, deBros F, Wurtman R. Caffeine alters plasma adenosine levels. *Nature.* 1997;389(6647):136.

5. Metro D, Cernaro V, Santoro D, Papa M, Buemi M, Benvenga S, Manasseri L. Beneficial effects of oral pure caffeine on oxidative stress. *J Clin Transl Endocrinol.* 2017;10:22-27.

6. Koenig J, Jarczok MN, Kuhn W, et al. Impact of Caffeine on Heart Rate Variability: A Systematic Review. *J Caffeine Res.* 2013;3(1):1-16.

7. Hughes JR, Amori G, Hatsukami DK. A survey of physician advice about caffeine. *J Subst Abuse.* 1988;1(1):67-70.

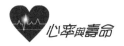

8. Mostofsky E, Johansen MB, Lundbye-Christensen S, Tjønneland A, Mittleman MA, Overvad K. Risk of atrial fibrillation associated with coffee intake: Findings from the Danish Diet, Cancer, and Health study. *Eur J Prev Cardiol.* 2016;23(9):922-30.

9. Cheng M, Hu Z, Lu X, Huang J, Gu D. Caffeine intake and atrial fibrillation incidence: dose response meta-analysis of prospective cohort studies. *Can J Cardiol.* 2014;30(4):448-54.

10. Caldeira D, Martins C, Alves LB, Pereira H, Ferreira JJ, Costa J. Caffeine does not increase the risk of atrial fibrillation: a systematic review and meta-analysis of observational studies. *Heart.* 2013;99(19):1383-9.

11. Graboys TB, Blatt CM, Lown B. The effect of caffeine on ventricular ectopic activity in patients with malignant ventricular arrhythmia. *Arch Intern Med.* 1989;149(3):637-9.

12. Zuchinali P, Ribeiro PA, Pimentel M, da Rosa PR, Zimerman LI, Rohde LE. Effect of caffeine on ventricular arrhythmia: a systematic review and meta-analysis of experimental and clinical studies. *Europace.* 2016;18(2):257-66.

13. Myers MG, Harris L, Leenen FH, Grant DM. Caffeine as a possible cause of ventricular arrhythmias during the healing phase of acute myocardial infarction. *Am J Cardiol.* 1987;59(12):1024-8.

14. de Vreede-Swagemakers JJ, Gorgels AP, Weijenberg MP, et al.

Risk indicators for out-of-hospital cardiac arrest in patients with coronary artery disease. *J Clin Epidemiol.*1999;52(7):601-7.

15. Prineas RJ, Jacobs DR Jr, Crow RS, Blackburn H. Coffee, tea and VPB. *J Chronic Dis.* 1980;33(2):67-72.

16. O'Keefe JH, Bhatti SK, Patil HR, DiNicolantonio JJ, Lucan SC, Lavie CJ. Effects of habitual coffee consumption on cardiometabolic disease, cardiovascular health, and all-cause mortality. *J Am Coll Cardiol.* 2013;62(12):1043-1051.

17. Marc J Gunter, Neil Murphy, Amanda J Cross, et al. Coffee Drinking and Mortality in 10 European Countries: A Multinational Cohort Study. *Ann Intern Med.* 2017;167(4):236-247.

18. Ding M, Bhupathiraju SN, Satija A, van Dam RM, Hu FB. Long-term coffee consumption and risk of cardiovascular disease: a systematic review and a dose-response meta-analysis of prospective cohort studies. *Circulation.* 2014;129(6):643-59.

19. Nkondjock A. Coffee consumption and the risk of cancer: an overview. *Cancer Lett.* 2009;277(2):121-5.

20. Arab L. Epidemiologic evidence on coffee and cancer. *Nutr Cancer.* 2010;62(3):271-83.

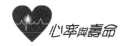

4.8 心理壓力與放鬆技巧

4.8.1 心理壓力對心臟的影響

　　心理壓力是工業與資訊社會不可避免的一大問題，工作與時間的壓力一旦發生就會直接或間接的影響生理運作。當一個人受到心理壓力時，自律神經系統會啟動：包括副交感神經系統受到抑制與交感神經系統被活化。這就導致腎上腺素的分泌和去甲腎上腺素進入血流，進而造成血管收縮、血壓上升、肌肉張力增加和心跳上升。這個過程是心理學上著名的「戰鬥或逃跑」反應（Fight or flight）；而一旦壓力消失，自主神經系統就會啟動負反饋系統，交感神經系統會因腎上腺素的分泌和去甲腎上腺素下降而抑制回到生理恆定狀態。[1,2]

　　如果壓力長期慢性存在就有可能導致交感神經系統慢性活化、超負荷進而造成荷爾蒙、心血管、神經和肌肉系統過勞，長此以往成為各種慢性疾病及癌症的危險因子。心理壓力的偵測一般可以透過訪談和／或問卷，例如許多壓力量表來評估，[3] 另外也有許多壓力試驗或研究已證實會造成心率或心率變異度指標的變化，例如健康成年人的智力測驗、心算測驗、記憶力測驗、噪音試驗、或慢性病人例如焦慮症病人、憂鬱症病人、地震後、創傷症候群病人、冠狀動脈疾病病人都會有心率變異度的變化。[4,5]

一、急性心理壓力

急性的心理或情緒壓力會導致心律不整、心肌梗塞、章魚壺心肌症（Takotsubo cardiomyopathy）或猝死。[6]

美國911恐怖攻擊發生後，裝有體內自動去顫器的病人，因為發生心律不整發作而導致體內自動去顫器啟動電擊的頻率增加，[7] 另外自然災害造成的極端情緒壓力，也被發現會增加急性心肌梗塞的發生率。例如日本1995年的阪神大地震，在震央附近區域的急性心肌梗塞發生率比平時多出了三倍，腦中風機率也多出近兩倍。[8] 台灣1999年的921地震發生後的 6 週內，在地震震央附近的台中市、台中縣、嘉義市、彰化縣及雲林縣等六個縣市，因為急性心肌梗塞而住院的人數有99人，比起前一年的同期65人有顯著的上升。[9] 台中榮總也曾針對921地震時，正好佩戴 24 小時霍特動態心電圖監測者，共有12人居住於地震震央50 公里內的病人，擷取地震前 15 分鐘及其後120分鐘的心電圖做心率變異度分析，結果發現地震前後未使用乙型阻斷劑的 9 名病人的低高頻功率比增加，心率上升，心跳間期的標準差與相間心跳間期差值平方的均方根下降，而另外正使用乙型阻斷劑的3名病人，其時域和頻域則均無明顯變化。[10] 1991伊拉克在波斯灣期間對以色列的導彈襲擊，也有急性心肌梗塞病人和心因性猝死的增加。[11]

面臨急性心理壓力時，因交感神經活性增加，會加快心跳與增加血壓，這種反應對健康人體是一種面對危險的保護反應；

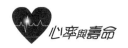

但是對於已經有心血管疾病的病人或高危險族群，此時所增加的心跳與血壓，卻可能使得心臟耗氧量增加，提高心臟負擔，反而可能造成傷害。且急性心肌梗塞有一個主要的誘發因素是冠狀動脈內粥狀硬化斑塊的破裂，突然的血壓增高會造成血管內皮細胞功能失調，這些都是引發斑塊破裂的原因。交感神經活性增加也可能激發血小板功能亢進與凝集與血液黏稠度增加，更進一步促成冠狀動脈血栓。

章魚壺心肌症，最早是日本醫師Sato在1990年首先發表，[12]並因此命名，此病描述由生理或情緒壓力所引起之短暫性心肌病變，其臨床症狀及心電圖表現與ST 節段上升型急性心肌梗塞相似，但心導管血管攝影檢查通常只是正常的冠狀動脈或者只有輕微的動脈粥狀硬化，由於在其左心室攝影影像章魚壺（Takotsubo，是日本人用於捕捉章魚的壺），因此命名為章魚壺心肌症。日本2004年新瀉縣中越大地震，震後發生章魚壺心肌症的頻率高於平時的24倍之多。[13]

二、慢性心理壓力

慢性的心理或情緒壓力會有心血管的不利影響，例如憂鬱症也會導致心臟病，且慢性的心理或情緒壓力也是引起的動脈粥樣硬化與高血壓危險因子。[6]

流行病學的研究發現，精神官能症的病人患冠狀動脈疾病的風險增加了 1.5-2 倍，而患有憂鬱症的受試者則增加了 3-4

倍，而且其相對風險與憂鬱症的嚴重程度成正比。[14]雖然憂鬱症導致心臟風險增加的機制尚不確定，但由於這些病人交感神經活性多半較高，因此被認為是重要的因素。[15-17] 其他流行病學研究也發現包括工作場所或家庭壓力在內的慢性精神壓力，容易發生冠狀動脈疾病，工作場所壓力的模式可以是高工作壓力或努力—回報不平衡類型。在某一個收集52個國家的 24,000 多名參與者的慢性精神壓力與冠狀動脈疾病相關性研究，[18,19] 利用壓力量表計算工作場所和家庭中的壓力，結果發現慢性精神壓力對於冠狀動脈疾病的發展，其因果關係的強度並不亞於高血壓、吸菸和高膽固醇血症。另一個對倫敦公務員的研究也發現長期工作壓力是代謝症候群的危險因子，[20] 而代謝症候群的體重過重、高血壓、胰島素抵抗和高膽固醇血症也已經被認為是冠狀動脈疾病的重要危險因子。

壓力是否與高血壓有關？ 在現代的社會，血壓會隨著年齡的增長而上升，民間也流行著隨年齡增加可容許的血壓上限的說法，但是有一項針對隱居修女的研究，[21] 發現這些生活在僻靜和不變環境中的修女，血壓沒有隨著年齡的增長而出現預期的升高。因此壓力的因素似乎比年齡對於高血壓的發生更重要。另一方面利用壓力量表計算工作場所和家庭中的壓力的研究，結果也發現慢性精神壓力對於高血壓的發展是重要因素。[18,20]

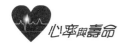

參考文獻

1. McCarty R. The fight-or-flight response: A cornerstone of stress research. In Stress: Concepts, cognition, emotion, and behavior 2014:pp. 33-37. Academic Press.

2. Taelman J, Vandeput S, Spaepen A, Huffel SV. Influence of mental stress on heart rate and heart rate variability. In 4th European conference of the international federation for medical and biological engineering 2009: pp. 1366-1369. Springer, Berlin, Heidelberg.

3. Bell S, Lee C. Development of the perceived stress questionnaire for young women. Psychology. *Health & Medicine*. 2002;7:189-201.

4. Castaldo R, Melillo P, Bracale U, Caserta M, Triassi M, Pecchia L. Acute mental stress assessment via short term HRV analysis in healthy adults: A systematic review with meta-analysis. *Biomed Signal Process Control*. 2015;18:370-377.

5. Berntson GG, Cacioppo JT. Heart rate variability: Stress and psychiatric conditions. *Dynamic electrocardiography*. 2004;41:57-64.

6. Esler M. Mental stress and human cardiovascular disease. *Neuroscience & Biobehavioral Reviews*. 2017;74:269-276.

7. Steinberg JS, Arshad A, Kowalski M, Kukar A, et al. Increased incidence of life-threatening ventricular arrhythmias in implantable defibrillator patients after the World Trade Center attack. *J Am Coll Cardiol.* 2004;44(6):1261-4.

8. Ogawa K, Tsuji I, Shiono K, Hisamichi S. Increased acute myocardial infarction mortality following the 1995 Great Hanshin-Awaji earthquake in Japan. *Int J Epidemiol.* 2000;29(3):449-55.

9. Tsai CH, Lung FW, Wang SY. The 1999 Ji-Ji (Taiwan) earthquake as a trigger for acute myocardial infarction. *Psychosomatics.* 2004; 45:477-482.

10. Huang JL, Chiou CW, Ting CT, Chen YT, Chen SA. Sudden changes in heart rate variability during the 1999 Taiwan earthquake. *Am J Cardiol.* 2001;87(2):245-8

11. Meisel SR, Dayan KI, Pauzner H, Chetboun I, Arbel Y, David D, Kutz I. Effect of Iraqi missile war on incidence of acute myocardial infarction and sudden death in Israeli civilians. *The Lancet.* 1991; 338:660-661.

12. Sato H, Tateishi H, Uchida T, et al. Clinical aspect of myocardial injury: from ischemia to heart failure. *Kagaku Hyoronsha.* 1990: 55-64.

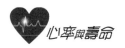

13. Sato M, Fujita S, Saito A, et al. Increased incidence of transient left ventricular apical ballooning (so-called 'Takotsubo' cardiomyopathy) after the mid-Niigata Prefecture earthquake. *Circulation Journal*. 2006;70:947-953.

14. Bunker SJ, Colquhoun DM, Esler M, Hickie IB, Hunt D, Jelinek VM, Oldenburg BF, Peach HG, Ruth D, Tennant CC, Tonkin AM. Stress and coronary heart disease: psychosocial risk factors: national Heart Foundation of Australia position statement update. *Medical Journal of Australia*. 2003;178:272-276.

15. Esler M, Turbott J, Schwarz R, Leonard P, Bobik A, Skews H, Jackman G. The peripheral kinetics of norepinephrine in depressive illness. *Archives Of General Psychiatry*. 1982;9:295-300.

16. Gold PW, Wong ML, Goldstein DS, et al. Cardiac implications of increased arterial entry and reversible 24 h central and peripheral norepinephrine levels in melancholia. *PNAS*. 2005;102:8303-8308.

17. Barton DA, Dawood T, Lambert EA, et al. Sympathetic activity in major depressive disorder: identifying those atincreased cardiac risk. *Journal of Hypertension*. 2007;25:2117-2124.

18. Rosengren A, Hawken S, Ounpuu S, et al. Association of psychological risk factors with risk of acute myocardial infarction in 11,119 cases and 13,648 controls from 52 countries (the INTERHEART study): a case-control study. *Lancet*. 2004;364: 953-962.

19. Yusuf S, Hawken S, Ounpuu S, et al. Effect of potentially modifiable risk factors associated with myocardial infarction in 52 countries (the INTERHEART study): a case-control study. *Lancet* 2004;364: 937-952.

20. Chandola T, Brunner E, Marmot M. Chronic stress at work and the metabolic syndrome. *British Medical Journal*. 2006;332:521-524.

21. Timio M, Verdechioa P, Rononi M, Gentili S, Francucci B, Bichisao E. Age and blood pressure changes: a 20 year follow-up study of nuns of a secluded order. *Hypertension*. 1988;12:457-461.

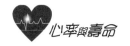

4.8.2 太極拳

太極拳起源於中國，它結合緩慢深呼吸、冥想、和緩慢輕柔的圓周運動。[1] 運動時多半是上半身移動而下半身保持半蹲姿勢，動作通常緩慢而連續。太極拳有許多派別，例如楊氏、孫氏、陳氏和吳氏等等不一而足。[2] 可以適合任何年齡或不同健康狀況，由於其安全性高，而被廣泛運用於許多慢性病人，例如心血管疾病及腦部疾病的復健。

太極拳訓練的心率或心率變異度效應，一般可以區分為短期效應與長期效應，短期效應是指單一一次練習後所產生的心率或心率變異度變化；而長期效應則為經過一段數週或數月練習後所產生的心率或心率變異度變化。以下分別討論。

太極拳的短期效應

多數研究證明太極拳可以增強副交感神經活性、[3-5] 降低交感神經調控 [5-7] 及增加心率變異度。這種短期效應可以在新手就表現出來，但有一些研究則發現要經過半年的練習才會顯現出來。

某一研究徵求30名接受楊氏太極拳訓練的受測者，每週 3次，至少 3 年。每次練習40分鐘，其中10分鐘熱身運動（包括下背部和膕繩肌伸展、輕柔的健美操和平衡訓練）、20 分鐘的楊氏太極拳運動和 10 分鐘的緩和運動（呼吸變慢和減少肌肉力量），心率變異度檢測包括前測及運動之後30分鐘及60分鐘。結

果發現與同年齡性別的對照組相比,太極拳訓練者運動前的低頻功率、低頻功率比與低高頻功率比均明顯高於對照組。經過單一一次太極拳訓練 30 與 60 分鐘後,其平均心跳間期、平均心跳間期標準差與高頻功率比顯著增加,而心率和低高頻功率比則顯著降低。低頻功率與高頻功率顯著增加,而總功率與極低頻功率比顯著降低,收縮壓與平均動脈壓也顯著下降。因此單一一次太極拳訓練似乎可以增強副交感神經活性與抑制交感神經調控。[5]

太極拳的長期效應

有些研究發現與平時不運動的對照組比較,太極拳訓練組有較強的副交感神經活性,與較低的交感神經調控,而且太極拳訓練組的呼吸頻率為每分鐘 6-8 次。這種緩慢的呼吸法,本就是太極拳訓練的呼吸方式之一,受訓者或許已經內化為平常之呼吸方式,而其心率變異度的改變是因為呼吸頻率的改變或經由自律神經所造成的變化則有待觀察。[8]

另外一項研究以快走或平時不運動者為對照組,結果發現三個月後,只有太極拳訓練組,有心率變異度的明顯變化,即副交感神經活性上升與交感神經調控下降;而對照組則均無明顯變化。[9]

另外一個研究以25名太極拳學員接受3個月楊氏太極拳訓練,內容包括每天早上七點起40分鐘,每週 7 次,為期3個月。

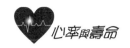

對照組則未接受任何訓練，3個月訓練前後均實施心率變異度、肺活量、血流動力學及生化抽血檢查，抽血項目包括空腹血糖、低密度脂蛋白膽固醇、甘油三酯、尿酸、腫瘤壞死因子-α、和干擾素-g（IFN-g）。結果經過3個月楊氏太極拳訓練後，肺功能檢查第一秒用力呼氣量對用力肺活量顯著上升、高密度脂蛋白膽固醇、腫瘤壞死因子-α、和干擾素-g 顯著上升；而總膽固醇和總膽／高密度脂蛋白膽固醇比值則顯著下降，心率變異度方面除高頻率功率顯著增加外，其餘心率變異度均無顯著差異，對照組則無任何指標的變化。因此長期的太極拳訓練似乎可以提升副交感神經活性、改善肺功能、血脂與免疫力。[10]

太極拳無心率變異度的效應

　　除了上述研究之外，也有一些報告發現太極拳對心率變異度並無明顯效應，例如一項以18名慢性心臟衰竭的病人為研究對象，經過三個月太極拳訓練後，在24小時心電圖的時域指標與頻域標均無明顯變化。但是睡眠期間的心率變異度是有上升的。[11] 另一項以22名冠狀動脈疾病病人，經過9個月太極拳訓練後，心率變異度亦均無明顯變化。[12] 另一項以10名冠狀動脈疾病病人經過一年太極拳訓練後，心率變異度亦均無明顯變化。[13] 但是這些受訓者的壓力反射敏感性的增加，或許表示反射性的副交感神經調控有增加。

　　這些無心率變異度效應的研究由於受測者人數不多，期間不同，功法或有差異，以及疾病本身的心率變異度種種因素，均有可能造成研究間的不同結論。需要未來更多的研究來釐清。

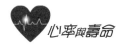

4.8.3 氣功

　　氣功源自中國，其練習方法基本上融合了身體專注（姿勢和運動）、呼吸、和精神專注（冥想），[14] 所以與印度的綜合瑜伽類似。由於這三種成分都有可能有各自的心率變異度效應，所以在解讀上可能因為互相之間的交互作用，而不易釐清各自的效應。因此在跨研究的比較時會造成一些限制。不過這種民間盛行的運動與練習若能透過科學的研究倒是能揭開其神祕的面紗，賦予時代的意義。再則由於氣功依照外觀的動作分為幾類：靜功、動功、內功和外功，練習方式有些站立、坐著、甚至躺著不一而足，加上不同的門派，因此有些統合分析研究篩選出的對照組隨機試驗竟是每一個研究的功法都不相同時也就不足為奇了，其互相間的比較也困難，而難有一致的結論。

單一一次練習外丹功的短期效應

　　有一項研究徵求接受過正規的外丹功訓練者共30名，每週3 次，至少 3 年，每次40分鐘，其中5 分鐘的熱身預備動作、30 分鐘的外丹功顫抖（trembling）和顫動（fluttering）、以及5 分鐘的放鬆動作。外丹功的初步動作包括放鬆全身、自然呼吸、與保持心靈平靜，每次練習有12個姿勢。心率變異度檢測包括前測及運動之後30分鐘及60分鐘。心率變異度檢查結果發現外丹功組的低頻功率比與低高頻功率明顯高於同年齡性別的對照組。在外丹功訓練後30 與60 分鐘，平均心跳間期、平均心跳間期標準

差與高頻功率比顯著增加，而心率和低高頻功率比則顯著降低。總功率與極低頻功率也顯著增加，收縮壓與平均動脈壓也顯著下降。因此在長期訓練者，單一一次外丹功訓練，似乎可以增強了副交感神經活性與抑制交感神經調控。[4]

氣功的長期效應

某一個研究徵求55名中年人，經過16週，每週三次的八段錦氣功訓練後，結果發現八段錦氣功訓練組的肩胛骨下緣、肱三頭肌和腹部的皮褶厚度減少，仰臥起坐成績明顯增加，心率變異度則無明顯變化，其他如體重、身體質量指數、血糖、血脂、血壓、肺活量、最大耗氧量、最大通氣量、自評抑鬱量表亦均無顯著差異。因此八段錦運動雖無心率變異度效應，但可以顯著改善健康成年人的身體柔軟度和改善皮下脂肪的堆積。[15]

另一個針對34名青少年為期八週的隨機、前瞻性、實驗性的笑氣功計劃，學生在自習期間實驗組進行45分鐘的笑氣功訓練，對照組則在相同時段閱讀或做作業，所有人均接受羅森伯格自尊量表、中國幽默量表和面部情緒量表（心理指標）、唾液皮質醇（免疫學標誌物）、血壓、心率和心率變異度檢查。結果發現實驗組的情緒量表和幽默感有所改善，且壓力的免疫標誌物皮質醇下降；對照組則未發現顯著變化。這顯示笑氣功訓練可以減輕日常生活中的壓力。但是笑氣功訓練對血壓、心率和心率變異

度均無明顯改變。意外的是對照組的高頻功率比下降,而低頻功率比與低高頻功率比上升了。[16]

4.8.4 瑜伽

瑜伽源自印度，已有數千年的歷史，公元前30年由著名的瑜伽大聖哲波顛闍利將所有口耳相傳的經典，集結而成了《瑜伽經》，其主要練習方法有八種如下:[17]

1. 禁戒（Yama）： 遵守道德戒律。
2. 律儀（Niyama）：通過自律的內在控制進行自我淨化。
3. 體位（Āsanas）：利用瑜伽姿勢，調整身體。
4. 調息（Prāṇāyāma）：利用呼吸，調整身體。
5. 制感（Pratyāhāra）：精神從感覺和外部事物的奴役中解脫出來，是指感覺消失，控制內心，也稱調心。
6. 專注（Dhāraṇa）：集中專注力以提升生命之氣。
7. 禪那（Dhyāna）：即冥想。
8. 三摩地（Samādhi）：由冥想而來的超意識全部集中到靈魂中，和宇宙合二為一，屬於超越意識的境界，此時身體和感官靜止，看似在睡眠，但頭腦仍保持警惕。

瑜伽的八種練習方法中，有數種可能與自律神經有關，例如冥想、專注、調息和體位，透過這些練習去整合身心靈。有許多源自印度的研究報告瑜伽與自律神經活性有關，例如心率、壓力反射敏感性、皮膚電阻、誘發電位、注意力、認知能力、情緒調節、和心理適應力等等。針對高血壓、糖尿病、焦慮、或憂鬱症病人也有改善其自律神經失調的作用。但是也有統合分析研究

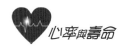

認為瑜伽練習並無調節心率變異度的作用。會有如此歧異結論的原因不難想見，首先多數研究源自印度，所用的瑜伽練習方法多所不同，且冥想、調息、體位的練習可能各有其不同效應，整合後的效應可能更形複雜，加上同為冥想中又有不同的練習法，都會使研究間的比較無法進行，再則已經出版的報告對於研究設計、收案及排除條件、測量條件、及統計方法或無描述或有偏誤，在在都會使得一致的結論有實質上的困難。以下就不同練習方法分別描述研究的結果，本段專門討論體位及綜合瑜伽的效應，至於冥想與調息瑜伽的效應則於下面章節中另外討論。

體位瑜伽

綜合瑜伽是指同時練習冥想、調息、與體位瑜伽。由於體位瑜伽多半會與其他瑜伽練習，例如冥想與調息一起進行，從而使得其效應的評估與解釋，與其他研究的比較更加複雜。現有大部分研究報告發現綜合瑜伽可以提升高頻功率比，降低低頻功率比與低高頻功率比，但是也有低頻功率比下降與低高頻功率比上升的報告。同時也有一些報告發現綜合瑜伽並無任何心率變異度的變化。以下是一些有趣的報告。

單一一次瑜伽練習之短期效應

有一項研究徵求42名男性志願者，年齡在18至48歲之間，至少練習循環瑜伽超過3個月，每次循環瑜伽練習大約25分鐘，

包括誦讀經文開始，接著是身體肌肉的等長收縮，體位變化十五分鐘後，最後十分鐘則慢慢恢復仰臥姿勢，休息並按順序放鬆身體不同部位。測試時志願者分別於兩日相同時段進行循環瑜伽或仰臥休息時的心率變異度檢查，結果發現在前十五分鐘的循環瑜伽練習時，低頻功率比、低高頻功率比、心率、呼吸速率上升；而高頻功率比與極低頻功率比下降，顯然在此期間交感神經活性上升了。[18]

　　另一項研究徵求28名年輕女性新手志願者，測試時志願者分別於兩日相同時段進行循環瑜伽或仰臥休息前與後的心率變異度檢查，每次循環瑜伽練習大約23分鐘，包括誦讀經文開始，接著是身體肌肉的等長收縮，體位變化十五分鐘後，最後十分鐘則慢慢恢復仰臥姿勢，休息並按順序放鬆身體不同部位。結果發現循環瑜伽練習後的高頻功率比、相間心跳間期差值平方的均方根、與相鄰心跳間值差值超過50毫秒的比例上升；而低頻功率比與低高頻功率比下降。作者們推論循環瑜伽練習後可以提升副交感神經活性。[19]

　　另有一項研究徵求30名年輕男性志願者，至少練習循環瑜伽超過一年，每週至少四天以上，每天一次的練習，測試日受測者於上午六點與下午六點四十五分練習循環瑜伽，之後於夜間九點於睡眠實驗室睡眠，並記錄睡眠時的心率變異度，控制組則為另擇一日日間不做循環瑜伽練習，而是於相同時段仰臥休息，結果發現練習循環瑜伽的夜間睡眠時，相鄰心跳間值差值超過50毫

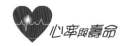

秒的比例上升，且心率、低頻功率比、與低高頻功率比下降。似乎白天的循環瑜伽練習的副交感神經活化效應及於晚上的睡眠時期，而非僅有短期效應。[20]

長期效應

　　有一項研究徵求24名年齡11-13歲不等的體育學校自行車運動員，隨機分為瑜伽組和對照組各12名，瑜伽組每天晚上一小時包括體位、呼吸法和冥想的瑜伽訓練，從午間五點半到六點半，持續四週，而對照組則在同一時段做常規的自行車練習。結果發現瑜伽組的高頻功率比上升，低頻功率比與低高頻功率比下降；控制組則除高頻功率比下降外，其餘指標無明顯變化。[21]另一項研究徵求30名年輕健康的工程科系大學生或研究生，隨機分為瑜伽組和對照組各15名，瑜伽組每天下午六點到七點半之間，每天練習1.5小時，為期五個月，對照組則在同一時段為一般日常生活方式，結果發現瑜伽組的高頻功率比上升，低頻功率比與低高頻功率比下降，心跳間期的標準差與相間心跳間期差值平方的均方根上升；控制組則心率變異度指標均無明顯變化。[22]

　　另一項研究徵求90名懷孕第18週到第20週的婦女，隨機分配為瑜伽組與控制組各45名，瑜伽組每天練習瑜伽一小時，控制組則做標準的產前運動一小時。兩組均於20週與36週進行主觀壓力分數與心率變異度量測，結果發現瑜伽組主觀壓力分數下降，控制組主觀壓力分數上升。瑜伽組的孕婦於單一一次練習瑜伽

後，無論在第20週或36週測試時，其高頻功率比均上升，低頻功率比與低高頻功率比均下降。[23]

　　另一項研究徵求130名鬱血性心臟衰竭病人，嚴重程度為美國紐約心臟協會心臟衰竭分級為第一或第二級的病人，隨機分配為瑜伽組與控制組各65名，瑜伽組除標準治療之外，加上12週瑜伽練習，每週三次，每次一小時，控制組則僅接受標準藥物治療，最後有44名瑜伽組與48名控制組病人納入分析，結果發現瑜伽組的心率、血壓和心肌耗氧量顯著降低。心率變異度指標方面，瑜伽組比起控制組，其高頻功率比上升，低頻功率比與低高頻功率比均下降。[24]

　　另一項研究徵求100名18到40歲的志願者，並隨機分配為瑜伽組或游泳組，志願者必須3年內未曾參加過瑜伽練習或游泳運動，在瑜伽訓練或游泳訓練12週後，共有41名瑜伽組與40名游泳組納入分析，結果發現兩組的心率與血壓均顯著降低，組間則無顯著區別，在心率變異度的時域指標方面，兩組的心跳間期的標準差、相間心跳間期差值平方的均方根、與相鄰心跳間值差值超過50毫秒的比例均上升，且瑜伽組比游泳組更明顯，而在心率變異度的頻域指標方面，兩組的高頻功率比均上升，低頻功率比與低高頻功率比均下降，組間則無顯著區別。[25]

　　另一項研究徵求部分緩解中的重鬱症病人，共有27名女性和10名男性參與，最終有17名完成了8週的瑜伽訓練和前後的評

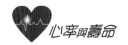

估檢查。結果發現完成訓練者低頻功率下降，且憂鬱、憤怒、焦慮、與神經症症狀均有下降。[26]

4.8.5 冥想

單一一次冥想瑜伽練習的效應

多數研究報告發現無論新手或規則訓練者，冥想瑜伽期間低頻功率比下降，而高頻功率比上升；但也有研究報告發現心率變異度並沒有明顯改變。

其中有一個研究比較30名健康男性志願者在四種20分鐘的不同冥想方式時的心率變異度，即冥想（dhyana, meditation）、專注思惟（dharana, meditative focusing）、非冥想思惟（ekagrata, non-meditative thinking）、與隨機思惟（cancatla, random thinking），其中隨機思惟時，受測者聆聽數個主題互不相關的簡短本地廣播電台的廣播、廣告和談話。非冥想思惟時，受測者聆聽預先錄製的有關於冥想的演講，使受測者能進入集中思考的狀態。專注思惟時受測者依照預先錄製好，專門用來訓練專注思惟的錄音指導來練習，此階段受測者專注於觀想梵文音節Om 的唱誦。冥想時，受測者依照預先錄製好，專門用來訓練冥想的錄音指導來練習，此階段受測者毫不費力的沉浸於梵文音節Om 唱誦的觀想之中。研究結果發現只有在冥想時皮膚阻力增加、心率、與呼吸頻率下降，相隔心跳間期差值超過50毫秒的個數與相鄰心跳間值差值超過50毫秒的比例上升。頻域指標中的高頻功率比上升，而低頻功率比下降；相反的在非冥想思惟時則高頻功率比下降而低頻功率比上升。由此可見不同的冥想方式可能有不同的心率變異度效應。[27]

長期效應

有一項研究徵求30名40歲以上健康者，經過三個月冥想瑜伽練習後，頻域指標中的總功率與高頻功率上升，低頻功率與低高頻功率比下降；而時域指標中的心率、心跳間期的標準差、與相鄰心跳間值差值超過50毫秒的比例則上升。[28]

另一項研究徵求103名患有穩定冠狀動脈疾病的病人，於接受16週的超覺冥想訓練與健康教育的對照組試驗中，結果發現超覺冥想訓練組的收縮壓與胰島素阻抗下降，且高頻功率呈現上升趨勢。[29]

其他也有一些研究發現冥想瑜伽練習後並無心率變異度效應，例如有一項研究徵求38名大學生，經過10週超覺冥想訓練後，心率及呼吸性竇性心律不整程度均無明顯差異。[30] 另一個70名月經不規則的年輕婦女，在經過6個月冥想瑜伽訓練後，心率變異度亦無明顯變化。另一項針對健康青少年，經過6週冥想瑜伽練習後，心率變異度亦無明顯變化。[31]

4.8.6 調息

由於高頻峰值頻率正好是呼吸頻率，因此調息的練習，無論是快速或慢速呼吸都會影響高頻功率比的計算，從而導致高頻功率和低頻功率的生理意義多所爭議，解讀上應加以注意。

一、快速呼吸

單一一次練習的效應

在一項快速呼吸達每分鐘140次的研究中，受測者是每週練習五次以上的中年人共11人，均已練習達三到十五年，方法是通過鼻子呼吸，吸氣和呼氣相等時間，不特別用力，呼吸啟動點是從肚臍點和太陽神經叢／橫隔膜，此時被移動的空氣都是死腔的空氣，胸部是在呼吸過程中略微抬起，意念的焦點是在眉心。結果發現低頻功率與高頻功率均下降，[32,33] 另外也有研究也發現快速呼吸時會低頻功率比上升，而高頻功率比下降，[34] 另有一研究則發現低頻功率比與高頻功率比均無變化，只有相鄰心跳間值差值超過50毫秒的比例下降。[35] 這些結果似乎都指向快速呼吸會抑制副交感神經活性，趨向交感神經調控。

長期效應

有一項研究受測者為平均68歲的老年人，在被隨機分派於為期 4 個月，每週兩次的上課及家庭練習，其中瑜伽組15名練習快速呼吸，包括快用力速吐氣，然後經由右鼻孔吸氣，然後屏

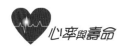

息至胸腔內負壓後，再經由左鼻孔出氣，而控制組14名相同時段只做伸展運動，結果期末發現瑜伽組的肺功能，其最大值呼氣和吸氣壓力上升，在以每分鐘12次呼吸的心率變異度研究中，低頻功率比與低高頻功率比下降，控制組則均無明顯變化。[36]

二、慢速呼吸

單一一次練習的效應

　　無論新手或已經練習多時的慢速呼吸瑜伽者，均有低頻功率上升，[33,37]或低頻功率比與低高頻功率比上升的報告。[38,39]在一個極慢速呼吸每分鐘一次的受測者個案，發現極低頻、低高頻功率比、與心率上升，而低頻功率與高頻功率下降。[40]

　　不過也有一個研究徵求26名男性青年，經過半年以上訓練後，其心率變異度檢查發現僅有時域指標中的相間心跳間期差值平方的均方根與相隔心跳間期差值超過50毫秒的個數上升，其餘頻域指標則均無變化。[41]

長期效應

　　有一項研究徵求59名大學生，其中包括27名男性和32名女性，經過2個月，每天1小時，每週5天的呼吸法練習，訓練後壓力問卷量表下降，極低頻功率比、低頻功率比、低高頻功率比下降，而高頻功率比上升，但時域指標包括心率則都無明顯變化。[42]

其他也有一些研究發現慢速呼吸瑜伽者無心率變異度效應。例如有一項研究徵求11名慢性阻塞性肺疾病病人與 6 個健康對照組練習3個月慢速呼吸瑜伽法。結果發現心率變異度指標均無明顯變化。[43] 另一項研究徵求50名新手於接受5個月慢速呼吸瑜伽訓練為瑜伽組與20名休閒步行的控制組，結果發現兩組的心率變異度指標均無明顯變化。[44]

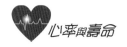

4.8.7 音樂

音樂可以造成情緒的明顯變化，[45,46] 激憤人心的音樂例如進行曲會令人血脈賁張奮勇殺敵；相反的安魂曲令人心靈得到撫慰；而輕音樂讓人放鬆舒緩心情。不同型態的音樂顯然可以產生不同的情緒反應，此時身體必然也必須要有相對應整，作為能量供應中心的心臟怎能不隨之而變化？科學的研究已知聲音的刺激進入腦部以後可以經由下丘腦、杏仁核、島葉皮質和眶額皮質間的交互作用影響情緒從而改變心臟的活動，而有不同的心率、血壓、心率變異度、和呼吸的變化。[46-48]

關於音樂對心臟影響的研究經常產生了不一致的結果。這些分歧的結果牽涉到音樂是透過聲波的震動，傳到腦部，經由情緒連結到不同的神經迴路，進而影響到心臟，因此舉凡聲音的強度、頻率、節奏快慢、是否有歌詞、先前對被選用音樂的聯結反應等等都有可能造成不同的生理效應，從而導致研究結果的差異。[49]

激發情緒的極致反應會發生音樂寒顫（musical chills），這是一種聽覺犒賞系統的心理生理反應，會誘發令人愉悅或其他積極正向的情感狀態和短暫性感覺異常，例如皮膚發麻或抖顫，甚至起雞皮疙瘩和瞳孔放大。這種反應顯然有交感神經系統的介入，所以有明顯的心率增加及呼吸變快變深的現象。[50-53] 相反的鎮靜音樂則有心率減緩及呼吸變慢與緩和的作用，此時心跳間期標準差，高頻功率在鎮靜音樂時也比刺激性音樂時來的高；相

反的低頻功率則比刺激音樂時來的低。[54-58] 這些現象都指向鎮靜音樂有加強副交感神經活性與減低交感神經活性的作用，而刺激性音樂則有相反的作用，我們可以善用這些特性來達到輔助治療的目的。在疾病的治療上，透過音樂可以減輕冠狀動脈疾病病人、呼吸器病人、癌症病人、與等待外科手術病人的焦慮、心率、與收縮壓。[59-62] 某一項研究曾針對23名罹患婦科癌症，包括乳腺癌，卵巢癌，子宮頸癌的女性，於完成手術和／或化學治療後，給予音樂治療，內容包括唱歌與彈奏樂器，並於治療前後進行心率變異度檢查及填寫視覺模擬情緒量表，用以評估疲勞、舒適和放鬆程度，結果發現在音樂治療後，疲勞下降和放鬆程度增加、心率下降、高頻功率上升、低頻功率上升、高頻功率比上升、及低高頻功率比下降，這些結果顯示音樂療法有助減少癌症病人疲勞程度、提升放鬆程度、增加副交感神經活性與抑制交感神經活性。[63]

在長期效應方面，該研究團隊針對12名接受過乳房切除術或保乳治療的乳腺癌女性，接受蒽環類藥物（anthracycline具有心臟毒性相關的強效抗腫瘤藥物） 輔助化療病人給予相同內容的音樂治療，每週參加8次音樂治療課程，每次持續2小時。心率變異度檢查共進行4次：分別於音樂治療第四週、第八週及第十二週（音樂治療完成後4週）；結果發現音樂治療期間的第二及第三次心率變異度檢測時，心跳間期、心跳間期的標準差、相間心跳間期差值平方的均方根、總功率、低頻功率、及高頻功率均

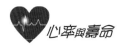

比前測上升高頻功率比上升，低高頻功率比則均無明顯變化；至於第四次心率變異度檢查則與第一次無明顯變化。此結果表示音樂治療期間副交感神經可以提升，但此效應未能持續到治療後。

[64]

4.8.8 芳療

芳療是芳香療法（Aromatherapy）的簡稱，它是以芳香植物所萃取出的精油（essential oil）為媒介，利用按摩、泡澡、或薰香等方式經由呼吸道或皮膚吸收進入體內，來達到舒緩精神壓力與增進身體健康的一種自然療法。精油的成分通常時含有醛類、酮類、酯類、醚類、酚類、醇類、萜烯類的有機物質，這些芳香精油的氣味分子可以經嗅覺系統聯結到邊緣系統與下視丘構成嗅覺、記憶、情緒、與自律神經的連鎖反應或者經由肺部微血管吸收進入血液循環而作用於全身。芳療法常被當做一種輔助療法，用以預防或改善某些疾病的不適，例如感染症、失眠、噁心和嘔吐、疼痛和炎症、壓力管理、心臟病、老人照護、重症照護、皮膚病、內分泌學、安寧照護、免疫學、婦產科、癌症、兒科、精神科、護理、呼吸護理等領域。[65]

有一項針對中年女性失眠病人，以薰衣草芳香療法所做的睡眠和心率變異度的影響發現每次20分鐘，每週2次，共12週薰衣草吸入治療，結果顯示匹茲堡睡眠質量指數總分顯著降低，第4周和第12週薰衣草吸入後的平均心率顯著降低，心跳間期的標準差增加、相間心跳間期差值平方的均方根、和高頻功率上升，這表示吸入薰衣草會有副交感神經活性提升的作用；但是這些受測者在第4週和第12週薰衣草吸入前的心率變異度檢查則無明顯變化，似乎長達12週的薰衣草芳香療法並無心率變異度的長期效應。[66]

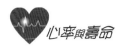

　　另外一項針對護理從業人員的薰衣草芳香按摩和對照組的非芳香按摩的比較研究發現，單一一次接受薰衣草芳香按摩者可以降低角色壓力量表、Ａ型人格特質分量表、個人倦怠、與工作相關的倦怠分量表，這表示薰衣草芳香按摩有降低壓力和工作相關倦怠的作用；而對照的按摩組則是可以降低Ａ型人格特質分量表與客戶相關的倦怠分量表，因此單純按摩也有一些壓力與倦怠下降的作用。在心率變異度方面，兩種按摩均可提升心跳間期、心跳間期標準差、相間心跳間期差值平方的均方根、高頻功率、極低頻功率，而薰衣草芳香按摩組同時又有提升總功率與低頻功率的作用，兩組之間原先存在的低高頻功率比在不同按摩方式後不再存在，這些結果暗示額外的薰衣草尚有提升副交感與抑制交感神經活性的可能性。[67]

參考文獻

1. Cole AR, Wijarnpreecha K, Chattipakorn SC, Chattipakorn N. Effects of Tai Chi exercise on heart rate variability. *Complement Ther Clin Pract.* 2016;23:59-63.

2. Wang C, Collet JP, Lau J. The effect of Tai Chi on health outcomes in patients with chronic conditions: a systematic review. Arch Intern Med. 2004;164(5):493-501.

3. Väänänen J, Xusheng S, Wang S, Laitinen T, Pekkarinen H, Länsimies E. Taichiquan acutely increases heart rate variability. *Clin Physiol Funct Imaging.* 2002;22(1):2-3.

4. Lu WA, Kuo CD. Comparison of the effects of Tai Chi Chuan and Wai Tan Kung exercises on autonomic nervous system modulation and on hemodynamics in elder adults. *Am J Chin Med.* 2006;34(6):959-68.

5. Lu WA, Kuo CD. The effect of Tai Chi Chuan on the autonomic nervous modulation in older persons. *Med Sci Sports Exerc.* 2003;35(12):1972-6.

6. Lu WA, Kuo CD. Breathing frequency-independent effect of Tai Chi Chuan on autonomic modulation. *Clin Auton Res.* 2014;24(2):47-52.

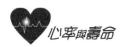心率與壽命

7. Kalsaria P, Li H, Waite GN, Moga MM, Kingsley DJ, Geib RW. Acute effects of tai chi exercise on cardiac autonomic function in healthy adults with tai chi experience. *Biomed Sci Instrum.* 2012;48:226-31.

8. Figueroa MA, Demeersman RE, Manning J. The autonomic and rate pressure product responses of tai chi practitioners. *N Am J Med Sci.* 2012;4(6):270-5.

9. Audette JF, Jin YS, Newcomer R, Stein L, Duncan G, Frontera WR. Tai Chi versus brisk walking in elderly women. *Age Ageing.* 2006;35(4):388-93.

10. Lu WA, Kuo CD. Effect of 3-month Tai Chi Chuan on heart rate variability, blood lipid and cytokine profiles in middle-aged and elderly individuals. *International Journal of Gerontology.* 2012; 6(4):267-272.

11. Yeh GY, Wayne PM, Phillips RS. T'ai Chi exercise in patients with chronic heart failure. *Med Sport Sci.* 2008;52:195-208.

12. Chang RY, Koo M, Yu ZR, Kan CB, Chu IT, Hsu CT, Chen CY. The effect of t'ai chi exercise on autonomic nervous function of patients with coronary artery disease. *J Altern Complement Med.* 2008;14(9):1107-13

13. Sato S, Makita S, Uchida R, Ishihara S, Masuda M. Effect of Tai Chi training on baroreflex sensitivity and heart rate variability in

patients with coronary heart disease. *Int Heart J.* 2010;51(4):238-41.

14. Ramos CC, de França E, Nobre TL Santana JO, Madureira D, Zocoler CAS, Rodrigues B, Santos R, Sanches I, Caperuto E. Qi Gong and heart rate variability: a systematic review. *Journal of Biosciences and Medicines* 2017; 201:120-127.

15. Li R, Jin L, Hong P, He ZH, Huang CY, Zhao JX, Wang M, Tian Y. The effect of baduanjin on promoting the physical fitness and health of adults. *Evid Based Complement Alternat Med.* 2014;2014:784059.

16. Chang C, Tsai G, Hsieh CJ. Psychological, immunological and physiological effects of a Laughing Qigong Program (LQP) on adolescents. *Complement Ther Med.* 2013;21(6):660-8.

17. https://zh.wikipedia.org/w/index.php?title=%E7%91%9C% E4% BC%BD&oldid=70066512

18. Sarang SP, Telles S. Effects of two yoga based relaxation techniques on heart rate variability (HRV). *International Journal of Stress Management* 2006;13(4):460-475.

19. An H, Kulkarni R, Nagarathna R, Nagendra H. Measures of heart rate variability in women following a meditation technique. *Int J Yoga.* 2010;3(1):6-9.

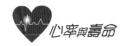

20. Patra S, Telles S. Heart rate variability during sleep following the practice of cyclic meditation and supine rest. *Appl Psychophysiol Biofeedback*. 2010;35(2):135-40.

21. Patil SG, Mullur LM, Khodnapur JP, Dhanakshirur GB, Aithala MR. Effect of yoga on short-term heart rate variability measure as a stress index in subjunior cyclists: a pilot study. *Indian J Physiol Pharmacol*. 2013;57(2):153-8.

22. Nagendra H, Kumar V, Mukherjee S. Cognitive behavior evaluation based on physiological parameters among young healthy subjects with yoga as intervention. *Comput Math Methods Med*. 2015;2015:821061.

23. Satyapriya M, Nagendra HR, Nagarathna R, Padmalatha V Effect of integrated yoga on stress and heart rate variability in pregnant women. *Int J Gynaecol Obstet*. 2009;104(3):218-22.

24. Krishna BH, Pal P, G K P, J B, E J, Y S, M G S, G S G. Effect of yoga therapy on heart rate, blood pressure and cardiac autonomic function in heart failure. *J Clin Diagn Res*. 2014;8(1):14-6.

25. Sawane MV, Gupta SS. Resting heart rate variability after yogic training and swimming: A prospective randomized comparative trial. *Int J Yoga*. 2015;8(2):96-102.

26. Shapiro D, Cook IA, Davydov DM, Ottaviani C, Leuchter AF, Abrams M. Yoga as a complementary treatment of depression:

effects of traits and moods on treatment outcome. *Evid Based Complement Alternat Med.* 2007;4(4):493-502.

27. Telles S, Raghavendra BR, Naveen KV, Manjunath NK, Kumar S, Subramanya P. Changes in autonomic variables following two meditative states described in yoga texts. *J Altern Complement Med.* 2013;19(1):35-42.

28. Yunati MS, Deshp VK, Yuwanate AH. Dynamics of heart rate induced by Sahaja yoga meditation in healthy normal subjects above 40 years. *Natl J Physiol Pharm Pharmacol.* 2014;4:80-85.

29. Paul-Labrador M, Polk D, Dwyer JH, Velasquez I, Nidich S, Rainforth M, Schneider R, Merz CN. Effects of a randomized controlled trial of transcendental meditation on components of the metabolic syndrome in subjects with coronary heart disease. *Arch Intern Med.* 2006;166(11):1218-24.

30. Travis F, Haaga DA, Hagelin J, Tanner M, Nidich S, Gaylord-King C, Grosswald S, Rainforth M, Schneider RH. Effects of Transcendental Meditation practice on brain functioning and stress reactivity in college students. *Int J Psychophysiol.* 2009;71(2):170-6.

31. Monika, Singh U, Ghildiyal A, Kala S, Srivastava N. Effect of Yoga Nidra on physiological variables in patients of menstrual disturbances of reproductive age group. *Indian J Physiol*

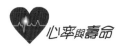

Pharmacol. 2012;56(2):161-7.

32. Stancák A Jr, Kuna M, Srinivasan, Dostálek C, Vishnudevananda S. Kapalabhati--yogic cleansing exercise. II. EEG topography analysis. *Homeost Health Dis.* 1991;33(4):182-9.

33. Peng CK, Henry IC, Mietus JE, Hausdorff JM, Khalsa G, Benson H, Goldberger AL. Heart rate dynamics during three forms of meditation. *Int J Cardiol.* 2004;95(1):19-27.

34. Raghuraj P, Ramakrishnan AG, Nagendra HR, Telles S. Effect of two selected yogic breathing techniques of heart rate variability. *Indian J Physiol Pharmacol.* 1998;42(4):467-72.

35. Telles S, Singh N, Balkrishna A. Heart rate variability changes during high frequency yoga breathing and breath awareness. *Biopsychosoc Med.* 2011;5:4.

36. Santaella DF, Devesa CR, Rojo MR, Amato MB, Drager LF, Casali KR, Montano N, Lorenzi-Filho G. Yoga respiratory training improves respiratory function and cardiac sympathovagal balance in elderly subjects: a randomised controlled trial. *BMJ Open.* 2011;1(1):e000085.

37. Ghiya S, Lee CM. Influence of alternate nostril breathing on heart rate variability in non-practitioners of yogic breathing. *Int J Yoga.* 2012;5(1):66-9.

38. Raghavendra B, Telles S, Manjunath N, Deepak K, Naveen K, Subramanya P. Voluntary heart rate reduction following yoga using different strategies. *Int J Yoga.* 2013;6(1):26-30.

39. Raghuraj P, Telles S. Immediate effect of specific nostril manipulating yoga breathing practices on autonomic and respiratory variables. *Appl Psychophysiol Biofeedback.* 2008;33(2):65-75.

40. Jovanov E. On Spectral Analysis of Heart Rate Variability during Very Slow Yogic Breathing. *Conf Proc IEEE Eng Med Biol Soc.* 2005;2005:2467-70.

41. Telles S, Sharma SK, Balkrishna A. Blood pressure and heart rate variability during yoga-based alternate nostril breathing practice and breath awareness. *Med Sci Monit Basic Res.* 2014;20:184-93.

42. Bhimani NT, Kulkarni NB, Kowale A, Salvi S. Effect of Pranayama on stress and cardiovascular autonomic function. *Indian J Physiol Pharmacol.* 2011;55(4):370-7.

43. Jaju DS, Dikshit MB, Balaji J, George J, Rizvi S, Al-Rawas O. Effects of pranayam breathing on respiratory pressures and sympathovagal balance of patients with chronic airflow limitation and in control subjects. *Sultan Qaboos Univ Med J.* 2011;11(2):221-9.

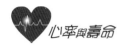

44. Kharya C, Gupta V, Deepak KK, Sagar R, Upadhyav A, Kochupillai V, Anand S. Effect of controlled breathing exercises on the psychological status and the cardiac autonomic tone: Sudarshan Kriya and Prana-Yoga. *Indian J Physiol Pharmacol.* 2014;58(3):211-21.

45. Baumgartner T, Lutz K, Schmidt CF, Jäncke L. The emotional power of music: how music enhances the feeling of affective pictures. *Brain Res.* 2006;1075(1):151-64.

46. Koelsch S. Brain correlates of music-evoked emotions. *Nat Rev Neurosci.* 2014;15(3):170-80.

47. Koelsch S, Skouras S. Functional centrality of amygdala, striatum and hypothalamus in a "small-world" network underlying joy: an fMRI study with music. *Hum Brain Mapp.* 2014;35(7):3485-98.

48. Armour JA, Ardell JL. Basic and Clinical Neurocardiology. USA: Oxford University Press; 2004.

49. Koelsch S, Jäncke L.Music and the heart. *Eur Heart J.* 2015;36(44):3043-9.

50. Bernardi L, Porta C, Sleight P. Cardiovascular, cerebrovascular, and respiratory changes induced by different types of music in musicians and non-musicians: the importance of silence. *Heart.* 2006;92(4):445-52.

51. Etzel JA, Johnsen EL, Dickerson J, Tranel D, Adolphs R. Cardiovascular and respiratory responses during musical mood induction. *Int J Psychophysiol.* 2006;61(1):57-69.

52. Krabs RU, Enk R, Teich N, Koelsch S. Autonomic effects of music in health and Crohn's disease: the impact of isochronicity, emotional valence, and tempo. *PLoS One.* 2015;10(5):e0126224.

53. Iwanaga M, Kobayashi A, Kawasaki C. Heart rate variability with repetitive exposure to music. *Biol Psychol.* 2005;70(1):61-6.

54. Blood AJ, Zatorre RJ. Intensely pleasurable responses to music correlate with activity in brain regions implicated in reward and emotion. *Proc Natl Acad Sci U S A.* 2001;98(20):11818-23.

55. Salimpoor VN, Benovoy M, Longo G, Cooperstock JR, Zatorre RJ. The rewarding aspects of music listening are related to degree of emotional arousal. *PLoS One.* 2009;4(10):e7487.

56. Benedek M, Kaernbach C. Physiological correlates and emotional specificity of human piloerection. *Biol Psychol.* 2011;86(3):320-9.

57. Salimpoor VN, Benovoy M, Larcher K, Dagher A, Zatorre RJ. Anatomically distinct dopamine release during anticipation and experience of peak emotion to music. *Nat Neurosci.* 2011;14(2):257-62.

58. Roque AL, Valenti VE, Guida HL, Campos MF, Knap A, Vanderlei LC, Ferreira C, de Abreu LC. The effects of different styles of musical auditory stimulation on cardiac autonomic regulation in healthy women. *Noise Health.* 2013;15(65):281-7.

59. Bradt J, Dileo C, Potvin N. Music for stress and anxiety reduction in coronary heart disease patients. *Cochrane Database Syst Rev.* 2013;2013(12):CD006577.

60. Bradt J, Dileo C, Grocke D. Music interventions for mechanically ventilated patients. *Cochrane Database Syst Rev.* 2010;(12):CD006902.

61. Bradt J, Dileo C, Grocke D, Magill L. Music interventions for improving psychological and physical outcomes in cancer patients. *Cochrane Database Syst Rev.* 2011;(8):CD006911.

62. Bradt J, Dileo C, Shim M. Music interventions for preoperative anxiety. *Cochrane Database Syst Rev.* 2013;(6):CD006908.

63. Chuang CY, Han WR, Li PC, Young ST. Effects of music therapy on subjective sensations and heart rate variability in treated cancer survivors: a pilot study. *Complement Ther Med.* 2010;18(5):224-6.

64. Chuang CY, Han WR, Li PC, Song MY, Young ST. Effect of long-term music therapy intervention on autonomic function in anthracycline-treated breast cancer patients. *Integr Cancer Ther.* 2011;10(4):312-6.

65. Buckle J. Clinical Aromatherapy: Essential Oils in Healthcare. 3rd ed. London, UK: Elsevier, 2015.

66. Chien LW, Cheng SL, Liu CF. The effect of lavender aromatherapy on autonomic nervous system in midlife women with insomnia. *Evid Based Complement Alternat Med.* 2012;2012:740813.

67. Wu CY, Lee HF, Chang CW, Chiang HC, Tsai YH, Liu HE. The Immediate Effects of Lavender Aromatherapy Massage versus Massage in Work Stress, Burnout, and HRV Parameters: A Randomized Controlled Trial. *Evid Based Complement Alternat Med.* 2020;2020:8830083.

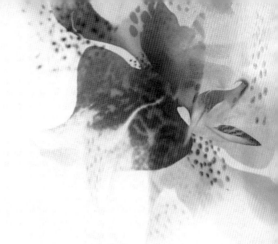

5.

降低心率藥物在
心臟病之應用

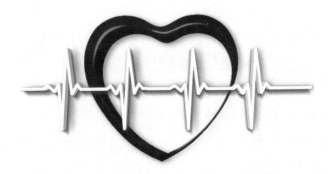

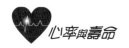

研究顯示，心率與心血管病及死亡率有密切的相關，根據Aune等人的統合分析，心率每增加10 bpm，總體死亡率會增加17%，心血管病會增加15%，冠心症會增加7%，心衰竭會增加18%，而心因性猝死會增加9%。[1] 因此推論，若能降低心率，是否能達到預防或改善心臟病的目的？

常用降低心率的藥物包括下列幾種：（1）交感神經系統抑制劑，其中最廣泛使用的是β-交感神經感受體阻斷劑，簡稱β-阻斷劑（β-blockers），（2）副交感神經刺激劑，此類藥物相當有限，（3）節律電流抑制劑（I_f inhibitors），如ivabradine，（4）其他藥物，如鈣管道阻斷劑（calcium channel blockers）。

降低心率之臨床藥物試驗，因礙於倫理爭議，一般不得用於健康族群，但是對於心臟病族群則有不少相關的證據：

5.1 心衰竭

心衰竭時，身體的調節系統會產生各種反應，其中之一就是交感神經系統會活化，此一反應的後果就是心率加速、血管收縮（導致心臟負荷增加）、心室肥厚（導致心臟舒張功能異常），以及細胞凋亡（apoptosis），以上反應皆會導致心臟功能更為惡化，因此形成惡性循環。基於此一理由，抑制交感神經活性可能有助於心衰竭之治療。臨床上，使用各種β-阻斷劑治療慢

性心衰竭的試驗不少，分述如下：

Ⅰ.**MERIT-HF試驗**：收錄3,991位心衰竭病人，NYHA功能分類 II~IV，左心室射出分率（LVEF）≦40%，比較metoprolol與安慰劑之治療效果。因為metoprolol之效果顯著，試驗提早結束。平均追蹤1年的結果顯示：metoprolol組之全因性死亡率為7.2%，對照組為11.0%（減少34%），猝死率減少41%，而死於心衰竭惡化者減少49%。[2]

Ⅱ.**CIBIS-II試驗**：收錄2,647位心衰竭病人，NYHA功能分類 III~IV，LVEF≦35%，比較bisoprolol與安慰劑之治療效果。本試驗也是提早結束。平均追蹤1.3年的結果顯示：bisoprolol 組之全因性死亡率為11.8%，而對照組為17.3%（減少34%），猝死率則減少44%（3.6% VS. 6.3%）。[3]

Ⅲ.**COPERNICUS試驗**：收錄2,289位嚴重心衰竭病人，NYHA功能分類III~IV，LVEF< 25%，比較carvedilol與安慰劑之治療效果。本試驗也是提早結案。平均追蹤10.4個月的結果顯示：carvedilol治療可以減少35%的死亡率。[4]

　　Carvedilol在心衰竭的臨床試驗還有兩個：

　　US-Carvedilol試驗：[5] 收錄1,094位心衰竭病人，NYHA功能分類II~IV，LVEF≦35%，比較carvedilol與安慰劑治療之效果，結果carvedilol組之死亡率為3.2%，而對照組之之死亡率為7.8%，由於carvedilol之效果顯著（降低死亡率65%），因此本試驗提早結案。

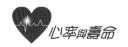

心率與壽命

COMET試驗：本試驗旨在比較carvedilol與metoprolol對心衰竭之治療效果，共收錄3,029位心衰竭病人，NYHA功能分類II~IV，LVEF<35%。其中1,511位接受carvedilol治療，另有1,518位接受metoprolol治療，平均追蹤58個月，結果carvedilol組之全因性死亡率為34%，而metoprolol組為40%，由本研究結果顯示carvedilol比metoprolol之治療效果更佳（降低死亡率17%，P=0.0017）。[6]

IV.BEST 試驗：收錄2,708位心衰竭病人，NYHA功能分類III~IV，LVEF≦35%，比較bucindolol與安慰劑之治療效果。平均追蹤2年，結果顯示：bucindolol組之全因性死亡率為30%，而對照組為33%，兩組並無顯著差異，但bucindolol組之心血管死亡率較少（減少14%）。[7]

V.SENIORS試驗：本試驗探討β-阻斷劑在老年的心衰竭病人之治療效果。共收錄2,128位病人，年齡≧70歲，LVEF≦35%，比較nebivolol與安慰劑之治療效果，試驗之主要終點（primary endpoint）為全因性死亡率或心血管病住院率。平均追蹤21個月，結果顯示nebivolol組之主要終點為31.1%，比對照組之35.3%降低了14%（P<0.05）。至於全因性死亡率則無顯著差異（nebivolol組為15.8%，對照組為18.1%）。[8]

由上述臨床試驗報告顯示，某些β-阻斷劑如carvedilol、metoprolol、bisoprolol與nebivolol，可以改善慢性心衰竭病患之

存活率，因此目前之國際治療指引皆推薦β-阻斷劑應第一線使用於慢性心衰竭病患。

另一方面，選擇性抑制節律電流（I_f）的藥物ivabradine在心衰竭之應用也有一些研究報告。在動物實驗中，研究人員將大鼠的冠狀動脈結紮製造心肌梗塞並導致心衰竭，然後使用ivabradine治療3個月，結果顯示：（1）心率下降，（2）左心室功能改善，（3）心室構造改變，膠原蛋白（collagen）減少（纖維組織減少），微血管密度增加。[9] 本研究結果表示降低心率可以改善左心室之構造與功能，因此對於心衰竭之治療有所助益。在臨床方面，有一小型的研究報告收錄56位冠心症合併輕度至中度心衰竭的病人，給予ivabradine治療3個月，結果在LVEF<35%的族群可以增加EF 5%，而使用安慰劑者LVEF下降0.5%。[10] 大型臨床試驗之一為BEAUTIFUL試驗，[11] 共收錄10,917位LVEF<40%之冠心症患者，比較ivabradine與安慰劑之治療效果，平均追蹤19個月，結果顯示，在心率≧70 bpm之病人ivabradine治療可以減少36%之心肌梗塞住院。另外，SHIFT試驗收錄了6,505位中度至重度心衰竭病患（NYHA功能分類II~IV，LVEF≦35%），病人皆服用標準心衰竭治療藥物之中，心臟節律為竇性節律且靜態心律≧70 bpm。試驗目的在評估ivabradine之治療效果，試驗之主要終點（primary end point）為心血管死亡或心衰竭惡化之住院，經過3.5年追蹤之結果顯示，標準治療之外再加上ivabradine可減少心血管死亡或心衰竭住院之發生率

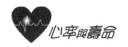

共18%（P<0.0001）。此等效果在治療開始3個月即顯現出來，且將心率降至<60 bpm者效果最顯著。[12]

因此，目前之國際心衰竭治療指引建議ivabradine可外加於β-阻斷劑，假如病人之心率仍≧70 bpm，也可用於無法使用β-阻斷劑之病人。[13,14]

5.2 急性心肌梗塞

　　研究指出，急性心肌梗塞時，住院與出院之心率皆為預測短期與長期死亡風險之重要指標。[15] 因此推論，降低心率可能可以改善急性心肌梗塞之死亡率。

　　一項挪威的多中心雙盲臨床試驗探討timolol治療急性心肌梗塞的效果，[16] 總共收錄1,884位病人，於發病後7-28天開始給藥，平均追蹤17個月，結果timolol組有98位死亡，而對照組有152位死亡（P<0.001），33個月後timolol組有7.7%發生猝死，而對照組之猝死率為13.9%（降低44.6%）。此外，timolol組再度發生心肌梗塞之比率也較少（14.4%對20.1%）。

　　另外，BHAT試驗探討propranolol治療急性心肌梗塞之效果。[17] 共收錄3,837位病人，於發病後5-21天開始給藥，平均追蹤24個月，結果因療效顯著而提早結案。其中，總體死亡率在propranolol組為7.2%，而對照組為9.8%（降低26%），另外，propranolol組之冠心症死亡率也較少（6.2%對8.5%），propranolol也可減少猝死率（3.3%對4.6%）。

　　由於β-阻斷劑具有降低心臟收縮力之作用，因此，基於安全考量，這類臨床試驗不敢太早給藥。有了上述正面的試驗結果，接下來要探討的議題就是給藥的時機。TIMI II-B試驗的設計就是比較急性心肌梗塞發病後2小時與6天開始給予metoprolol的療效。[18] 共收錄1,434位病人，結果兩組之死亡率並無差別，但提

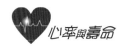

早給藥的病人再度發生梗塞的機率較少。

另外，根據ISIS-1試驗，[19] 急性心肌梗塞早期施行靜脈注射β-阻斷劑可降低第一週死亡率15%，推算結果，每治療200個病人，在第一週可預防1個再度梗塞，1個猝死及1個死亡。

降低心率在急性心肌梗塞的角色到底如何呢？Kjekshus等人綜合β-阻斷劑在急性心肌梗塞的臨床試驗得到下列結論：（1）由6個試驗，共1,427位病人的結果顯示減少心肌梗塞之大小與降低心率相關。（2）由11個試驗，共16,000位病人的結果顯示降低心肌梗塞之死亡率與降低心率相關。[20]

另一方面，ivabradine與β-阻斷劑同樣可降低心率，且具有抗心絞痛與抗心肌缺血的作用，它的優勢在於不會降血壓、不會抑制心肌收縮力及房室傳導功能，因此可用於不穩定的病人或對β-阻斷劑有禁忌的病人。但是，ivabradine在急性心肌梗塞的應用仍有待進一步大型的臨床試驗而定。

5.3 心絞痛（angina）

　　冠心症是目前最常見的心臟病，冠心症在某些情況下會引起心肌缺血而產生心絞痛。一般而言，心肌缺血取決於心肌之血流供應與需求之間的平衡，當心肌之血流供應不足以應付需求時，就會產生心肌缺血。心率在心肌缺血之病發生方面佔有重要角色，心率太快會增加心肌之氧氣（血流）需求量，同時縮短舒張間期（diastolic interval），減少心肌之血流供應，導致心肌缺血。因此推論，降低心率可以改善心絞痛之症狀。

　　β-阻斷劑是心絞痛治療指引推薦的第一線用藥。[21] 它的作用包括：（1）減少心率，（2）降低心肌收縮力。這些作用皆可降低心肌之氧氣消耗量，因此降低心肌之血流需求量。此外，降低心率也可延長舒張間期，因而增加心肌之血流供應。因此，β-阻斷劑可以改善心肌缺血，藉以預防或緩解心絞痛。

　　另外，鈣管道阻斷劑也可降低心率，改善心肌缺血。根據一項統合分析比較鈣管道阻斷劑與β-阻斷劑對心絞痛之治療效果，結果兩者並無顯著差別。[22] 此外，一項鈣管道阻斷劑的雙盲試驗也指出心肌缺血改善之作用主要與降低心率有關。[23]

　　相較於β-阻斷劑與鈣管道阻斷劑，Ivabradine是單純降低心率的藥物，因此更可以用來驗證心率與心絞痛之相關性。在一項臨床試驗中，Borer等人收錄了360位慢性冠心症的病人，給予3種不同劑量的ivabradine，探討該藥對心絞痛之治療效果。對照

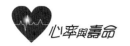

組使用安慰劑，試驗結果顯示ivabradine可以改善心絞痛的症狀，另外可增加運動之耐受性，且這些效果與劑量之大小相關。[24]

另一個臨床試驗，INITIATIVE[25] 探討ivabradine與atenolol（一種β-阻斷劑）治療心絞痛之效果有無差異？本試驗收錄939位慢性冠心症患者，試驗結果ivabradine之效果與β-阻斷劑相當。

還有臨床試驗比較ivabradine與鈣管道阻斷劑amlodipine對心絞痛之治療效果。[26] 本試驗收錄1,195位慢性冠心症的病人結果兩者改善運動耐受性之效果相同，安全性也相似，但ivabradine降低心率一血壓乘積（rate-pressure product，一種心肌耗氧量指標）之程度較明顯。

由上述臨床試驗結果，ivabradine也於2005年通過認證可使用於心絞痛之治療。

5.4 猝死與心室性心律不整

　　猝死經常發生於冠心症及心衰竭病人，動物實驗與臨床研究顯示心率越快，發生心室性心律不整及猝死之風險越高。接下來要探討的問題是使用β-阻斷劑降低心率能否降低猝死的風險？這方面的臨床試驗不少，Al-Gobari等人進行一項相關的統合分析，[27] 其中收錄30個臨床試驗，總共24,779位受試者，試驗的β-阻斷劑包括metoprolol、carvedilol、bucindolol、propranolol、celiprolol、nebivolol及atenolol。結果顯示β-阻斷劑可降低猝死的風險31%，降低心血管死亡風險29%，降低全因性死亡風險33%。換算起來，每年要減少1個猝死需治療43個病人，減少1個心血管死亡要治療26個病人，減少1個全因性死亡需治療21個病人。因此，美國心臟學界的ACC/AHA與歐洲心臟學會（ESC）之治療指引皆推薦使用β-阻斷劑來減少猝死之風險，尤其是心衰竭病人。

　　Ivabradine與β-阻斷劑同樣可以降低心率，但是它對猝死以及心室性心律不整是否同樣有效呢？這方面ivabradine有很多動物實驗報告，簡列如下：

（1）大鼠急性心肌梗塞模型：ivabradine可減少心室性心律不整（包括心室頻脈、心室顫動、心室早期收縮），以及心律不整致死、總體死亡率，此效果與β-阻斷劑metoprolol相當。[28]

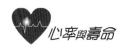

（2）豬的急性心肌梗塞模型：ivabradine可提高心室顫動的閾值
（減少其誘發率）。[29]

（3）大鼠心肌梗塞後慢性期：ivabradine可降低心室性心律不整
之誘發率及死亡率。[30]

（4）大鼠心肌梗塞後併隨心衰竭模型：ivabradine可降低心室性
心律不整之誘發率。[31]

（5）小鼠基因轉殖（transgenic mice）之心衰竭模型：ivabradine
可減少心室性心律不整及死亡。[32]

上述效果之可能機轉包括：（1）ivabradine降低心率，因而
改善心肌缺血，進而改善缺血導致的異常心臟電生理效應。
（2）有心衰竭會導致心室肌細胞之節律電流（I_f）過度表現
（over-expression），因而產生異常自動性（abnormal
automaticity）。Ivabradine可抑制節律電流，因而減少心室性心
律不整。

雖然ivabradine有很多正向的動物實驗報告，但是臨床試驗
至今並無類似的結果，包括BEAUTIFUL試驗（收錄冠心症併有
心衰竭的患者），[33] SIGNIFY試驗（收錄冠心症，未合併心衰
竭之患者），[34] 和SHIFT試驗（收錄心衰竭之病患）。[35] 因
此，目前的臨床治療指引並未推薦ivabradine用於減少猝死之風
險。

參考文獻

1. Aune D, Sen A, ó'Hartaigh B, Janszky I, Romundstad PR, Tonstad S, Vatten LJ. Resting heart rate and the risk of cardiovascular disease, total cancer, and all-cause mortality - A systematic review and dose-response meta-analysis of prospective studies. *Nutr Metab Cardiovasc Dis.* 2017;27(6):504-517.

2. MERIT-HF study group. Effect of metoprolol CR/XL in chronic heart failure: Metoprolol CR/XL Randomised Intervention Trial in Congestive Heart Failure (MERIT-HF). *Lancet.* 1999;353(9169):2001-7.

3. CIBIS-II Investigators and Committees. The Cardiac Insufficiency Bisoprolol Study II (CIBIS-II): a randomised trial. *Lancet.* 1999;353(9146):9-13.

4. Packer M, Coats AJ, Fowler MB, et al. Effect of carvedilol on survival in severe chronic heart failure. *N Engl J Med.* 2001;344(22):1651-8.

5. Packer M, Bristow MR, Cohn JN, Colucci WS, Fowler MB, Gilbert EM, Shusterman NH. The effect of carvedilol on morbidity and mortality in patients with chronic heart failure. U.S. Carvedilol Heart Failure Study Group. *N Engl J Med.* 1996;334(21):1349-55.

6. Poole-Wilson PA, Swedberg K, Cleland JG, et al. Comparison of

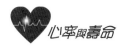

carvedilol and metoprolol on clinical outcomes in patients with chronic heart failure in the Carvedilol Or Metoprolol European Trial (COMET): randomised controlled trial. *Lancet.* 2003;362(9377):7-13.

7. Beta-Blocker Evaluation of Survival Trial Investigators, et al. A trial of the beta-blocker bucindolol in patients with advanced chronic heart failure. *N Engl J Med.* 2001;344(22):1659-67.

8. Flather MD, Shibata MC, Coats AJ, et al. Randomized trial to determine the effect of nebivolol on mortality and cardiovascular hospital admission in elderly patients with heart failure (SENIORS). *Eur Heart J.* 2005;26(3):215-25.

9. Mulder P, Barbier S, Chagraoui A, Richard V, Henry JP, Lallemand F, Renet S, Lerebours G, Mahlberg-Gaudin F, Thuillez C. Long-term heart rate reduction induced by the selective I(f) current inhibitor ivabradine improves left ventricular function and intrinsic myocardial structure in congestive heart failure. *Circulation.* 2004;109(13):1674-9.

10. Jondeau G, Korewicki J, Vasiliauskas D. Effect of ivabradine in patients with left ventricular systolic dysfunction and coronary artery disease. *Eur Heart J.* 2004; 25(suppl):451.

11. Fox K, Ford I, Steg PG, Tendera M, Ferrari R; BEAUTIFUL Investigators. Ivabradine for patients with stable coronary artery

disease and left-ventricular systolic dysfunction (BEAUTIFUL): a randomised, double-blind, placebo-controlled trial. *Lancet.* 2008;372(9641):807-16.

12. Swedberg K, Komajda M, Böhm M, Borer JS, Ford I, Dubost-Brama A, Lerebours G, Tavazzi L; SHIFT Investigators. Ivabradine and outcomes in chronic heart failure (SHIFT): a randomised placebo-controlled study. *Lancet.* 2010; 376(9744) :875-85.

13. Ponikowski P, Voors AA, Anker SD, et al. 2016 ESC Guidelines for the diagnosis and treatment of acute and chronic heart failure: The Task Force for the diagnosis and treatment of acute and chronic heart failure of the European Society of Cardiology (ESC)Developed with the special contribution of the Heart Failure Association (HFA) of the ESC. *Eur Heart J.* 2016;37(27):2129-2200.

14. Yancy CW, Jessup M, Bozkurt B, et al. 2016 ACC/AHA/HFSA Focused Update on New Pharmacological Therapy for Heart Failure: An Update of the 2013 ACCF/AHA Guideline for the Management of Heart Failure: A Report of the American College of Cardiology/American Heart Association Task Force on Clinical Practice Guidelines and the Heart Failure Society of America. *J Am Coll Cardiol.* 2016;68(13):1476-1488

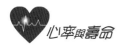

15. Zuanetti G, Mantini L, Hernández-Bernal F, Barlera S, di Gregorio D, Latini R, Maggioni AP. Relevance of heart rate as a prognostic factor in patients with acute myocardial infarction: insights from the GISSI-2 study. *Eur Heart J.* 1998;19 Suppl F:F19-26.

16. Norwegian Multicenter Study Group. Timolol-induced reduction in mortality and reinfarction in patients surviving acute myocardial infarction. *N Engl J Med.* 1981;304(14):801-7.

17. The beta-blocker heart attack trial. beta-Blocker Heart Attack Study Group. *JAMA.* 1981;246(18):2073-4.

18. Roberts R, Rogers WJ, Mueller HS, Lambrew CT, Diver DJ, Smith HC, Willerson JT, Knatterud GL, Forman S, Passamani E, et al. Immediate versus deferred beta-blockade following thrombolytic therapy in patients with acute myocardial infarction. Results of the Thrombolysis in Myocardial Infarction (TIMI) II-B Study. *Circulation.* 1991;83(2):422-37.

19. ISIS-1 (FIRST INTERNATIONAL STUDY OF INFARCT SURVIVAL) COLLABORATIVE GROUP. Randomised trial of intravenous atenolol among 16 027 cases of suspected acute myocardial infarction: ISIS-1. First International Study of Infarct Survival Collaborative Group. *Lancet.* 1986;2(8498):57-66.

20. Kjekshus JK. Importance of heart rate in determining beta-blocker efficacy in acute and long-term acute myocardial infarction

intervention trials. *Am J Cardiol.* 1986;57(12):43F-49F.

21. Gibbons RJ, Abrams J, Chatterjee K, et al. ACC/AHA 2002 guideline update for the management of patients with chronic stable angina--summary article: a report of the American College of Cardiology/American Heart Association Task Force on practice guidelines (Committee on the Management of Patients With Chronic Stable Angina). *J Am Coll Cardiol.* 2003 ;41(1):159-68.

22. Heidenreich PA, McDonald KM, Hastie T, Fadel B, Hagan V, Lee BK, Hlatky MA. Meta-analysis of trials comparing beta-blockers, calcium antagonists, and nitrates for stable angina. *JAMA.* 1999;281(20):1927-36.

23. Van Der Vring JA, Daniëls MC, Holwerda NJ, Withagen PJ, Schelling A, Cleophas TJ, Hendriks MG. Combination of calcium channel blockers and beta-adrenoceptor blockers for patients with exercise-induced angina pectoris: a double-blind parallel-group comparison of different classes of calcium channel blockers. Netherlands Working Group on Cardiovascular Research (WCN). *Br J Clin Pharmaco.* 1999;47(5):493-8.

24. Borer JS, Fox K, Jaillon P, Lerebours G; Ivabradine Investigators Group. Antianginal and antiischemic effects of ivabradine, an I(f) inhibitor, in stable angina: a randomized, double-blind, multicentered, placebo-controlled trial. *Circulation.*

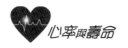

2003;107(6):817-23.

25. Tardif JC, Ford I, Tendera M, Bourassa MG, Fox K; INITIATIVE Investigators. Efficacy of ivabradine, a new selective I(f) inhibitor, compared with atenolol in patients with chronic stable angina. *Eur Heart J.* 2005;26(23):2529-36.

26. Ruzyllo W, Tendera M, Ford I, Fox KM. Antianginal efficacy and safety of ivabradine compared with amlodipine in patients with stable effort angina pectoris: a 3-month randomised, double-blind, multicentre, noninferiority trial. *Drugs.* 2007;67(3):393-405.

27. Al-Gobari M, El Khatib C, Pillon F, Gueyffier F. β-Blockers for the prevention of sudden cardiac death in heart failure patients: a meta-analysis of randomized controlled trials. *BMC Cardiovasc Disord.* 2013;13:52.

28. Marciszek M, Paterek A, Oknińska M, Mackiewicz U, Mączewski M. Ivabradine is as effective as metoprolol in the prevention of ventricular arrhythmias in acute non-reperfused myocardial infarction in the rat. *Sci Rep.* 2020;10(1):15027.

29. Vaillant F, Timour Q, Descotes J, Manati W, Belhani D, Bui-Xuan B, Tabib A, Bricca G, Chevalier P. Ivabradine induces an increase in ventricular fibrillation threshold during acute myocardial ischemia: an experimental study. *J Cardiovasc Pharmacol.* 2008;52(6):548-54.

30. Jiang LP, Lin JJ, Zhuang TP, Wang WW, Wu HZ, Zhang FL. Effects of ivabradine on ventricular electrophysiological remodeling after myocardial infarction in rats. *Arch Med Sci.* DOI: https://doi.org/10.5114/aoms.2020.101181

31. Paterek A, Sochanowicz B, Oknińska M, et al. Ivabradine prevents deleterious effects of dopamine therapy in heart failure: No role for HCN4 overexpression. *Biomed Pharmacother.* 2021;136:111250.

32. Kuwabara Y, Kuwahara K, Takano M, et al. Increased expression of HCN channels in the ventricular myocardium contributes to enhanced arrhythmicity in mouse failing hearts. *J Am Heart Assoc.* 2013;2(3):e000150.

33. Tendera M, Talajic M, Robertson M, Tardif JC, Ferrari R, Ford I, Steg PG, Fox K; BEAUTIFUL Investigators. Safety of ivabradine in patients with coronary artery disease and left ventricular systolic dysfunction (from the BEAUTIFUL Holter Substudy). *Am J Cardiol.* 2011;107(6):805-11.

34. Fox K, Ford I, Steg PG, Tardif JC, Tendera M, Ferrari R; SIGNIFY Investigators. Ivabradine in stable coronary artery disease without clinical heart failure. *N Engl J Med.* 2014;371(12):1091-9.

35. Böhm M, Borer JS, Camm J, et al. Twenty-four-hour heart rate lowering with ivabradine in chronic heart failure: insights from the SHIFT Holter substudy. *Eur J Heart Fail.* 2015;17(5):518-26.

國家圖書館出版品預行編目資料

心率與壽命／駱惠銘、陳高揚 合著. ─初版.──
臺北市：新光醫療財團法人新光吳火獅紀念醫
院，2023.5
ISBN 978-986-80438-4-8（平裝）
1.CST：心 2.CST：健康法 3.CST：心臟病
411.1　　　　　　　　　　　112001276

心率與壽命

作　　者　駱惠銘、陳高揚
校　　對　陳怡萱
發 行 人　侯勝茂
出　　版　新光醫療財團法人新光吳火獅紀念醫院
　　　　　111台北市士林區文昌路95號
　　　　　電話：（02）2833-2211
設計編印　白象文化事業有限公司
　　　　　專案主編：陳逸儒　　經紀人：徐錦淳
經銷代理　白象文化事業有限公司
　　　　　412台中市大里區科技路1號8樓之2（台中軟體園區）
　　　　　出版專線：（04）2496-5995　　傳真：（04）2496-9901
　　　　　401台中市東區和平街228巷44號（經銷部）
　　　　　購書專線：（04）2220-8589　　傳真：（04）2220-8505
印　　刷　百通科技股份有限公司
初版一刷　2023 年 5 月
定　　價　350 元

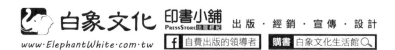

白象文化　印書小舖 PRESSSTORE 出版總監　出版・經銷・宣傳・設計
www.ElephantWhite.com.tw　f 自費出版的領導者　購書 白象文化生活館